WIN AGAINST
BREAST
CANCER

乳癌
奇蹟治癒

乳房再造權威鄭明輝
乳癌完全康復指引

鄭明輝／著

安德森整形外科診所院長
前林口長庚紀念醫院院長

方舟文化

【推薦序】

革命性的乳癌治療專書

王文淵（台塑集團總裁）

《乳癌奇蹟治癒》此本革命性的乳癌專書問世，意義重大。這是台灣第一本突破傳統療程窠臼，將「乳房重建」與「淋巴水腫後遺症治療」納入「乳癌完整療程」的重要醫學指引。書中匯集最新臨床醫療資訊，從乳癌成因剖析、篩檢診斷、治療方法、追蹤與預防復發各環節皆詳述齊備。本書作者鄭明輝醫師更是多項治療法的發明者，首度公開全球成功率最高的治療技術，以真實照片比對治療前後，成效一目了然。本書的出版，必使台灣與全球數千萬名乳癌患者、2億淋巴水腫患者的治療品質得到最大的提升，身為台塑企業總裁，受邀為此書寫序，倍感欣慰與激動。

近年全球乳癌患者激增，更躍升為台灣女性癌症首位，平均每37分鐘、每12位女性中，就有1人罹患乳癌，尋求一本資訊完整且民眾能讀得懂的衛教醫書迫在眉睫。尤其乳癌病灶為女性的重要性徵，諱疾忌醫的情況很多，傳統治療著重在切除腫瘤、化放療與藥物治療，患者多以為如此就是完成治療，然而失去乳房的焦慮與淋巴水腫後遺症出現時的惶恐，讓很多患者的癌後人生陷入憂鬱症、免疫低落的惡性循環，復發風險也隨之升高。

鄭明輝醫師行醫30年，致力於乳癌重建與淋巴水腫治療，具千例以上臨床治療經驗。他在1998年赴美學習最新顯微乳房重建技術，帶回台灣並引進亞洲，並曾研發低痛感的組織擴張器使用法，讓患者更能堅持治療。他也是台灣第一位建立新式淋巴水腫診斷分級標準，發明「邊對端淋巴管靜脈吻合術」、「下頜淋巴結皮瓣移植術」的國際級專家。他編纂治療淋巴水腫的醫學教科書，讓全球整形外科醫師可以拯救更多病患，慈悲大愛令人敬佩。台灣如今能成為國際乳癌醫學的領頭羊，鄭明輝醫師功不可沒。

從長庚開刀房主任、副院長一路晉升為歷任最年輕的院長，鄭明輝醫師不僅是病人最溫暖的靠山，也是醫療團隊最敬愛的導師，如今退而不休再創醫療新事業，並將畢生行醫所學集結成書，本人深感佩服與支持，預祝新書暢銷熱賣，台灣民眾健康、平安！

用精湛醫術讓乳癌患者重回美麗與自信

李伸一（國策顧問．前監察委員．消基會共同創辦人）

我與鄭明輝院長相識於1998年一場球敘，當時他剛升任長庚醫院主治醫師，準備到美國休士頓安德森癌症中心學習最新顯微乳房重建術，正好我兒也要到休士頓萊斯（Rice）大學攻讀博士學位，因此機緣常有接觸，對他有更進一步的瞭解，知道他是一位既有醫術又有醫德的好醫師，迄今20多年，經過各種歷練，成為全球乳房重建與淋巴水腫治療的權威醫師，創下多項亞洲第一、世界第一的佳績，實為醫界之光，台灣之光！

鄭院長醫術優異，美國安德森癌症中心曾以豐厚條件挖角，卻被他婉拒，將學成的乳房重建技術帶回台灣，造福國人。2000年3月22日成功執行台灣第一例自體組織移植乳房重建手術，2002年成立台灣乳房重建協會，積極推展民眾衛教工作。為貫徹「乳癌完整治療」的宏願，他再次赴美研習淋巴水腫治療技術，改良發明出具根治效果的新式手術，幫乳癌患者擺脫每日穿戴壓力袖套的折磨，成功率高達98%，居世界之冠，回台後成立淋巴水腫治療中心，使台灣乳癌治療資源得以完整化。

鄭院長將專精的顯微醫學技術，貢獻在危險等級較高的癌症手術與腦神經領域，也是一位多產的醫術發明家。他更將「醫美」融入乳癌治療，為病人做患部重建時，同步調整對側健康乳房的尺寸外型，使術後整體胸型更美觀；獨創乳頭重建技術，將刺青運用在乳暈重建上，以精緻的再造技術幫助患者恢復自信。由於醫術精湛，常受邀至哈佛、史丹佛、梅約診所等知名大學與癌症中心演講教學，並獲聘為威士康辛大學醫學院教授，上千位國際醫師專程來台向他學習技術，全球名醫束手無策的淋巴水腫重症患者，包括烏克蘭籍的女大學生，也是經由他的診斷醫治而康復。

鄭院長學有專精又不藏私，把25年乳房重建與淋巴水腫臨床經驗的心血結晶著成本書，從乳癌的發現、治癒，到重建整形、美容，讓患者生活品質與心理健康雙贏。書中除了有全方位的乳癌必知課題，更貼心為年輕患者提供凍卵、保存生育力等資訊，及更能快速回歸職場的治療法，對民眾既實用，對同業更具參考價值，在此特別推薦本書給每一位讀者！

全方位解析乳癌治療的權威指南

李學禹（林口長庚紀念醫院耳鼻喉部部長）

乳癌是全世界女性癌症的首位，在2020年的全球癌症登錄裡，就有高達230萬名婦女罹患乳癌。乳癌也是台灣女性癌症發生率的第一名，國人每年新增約16000名乳癌患者，每12位女性就有1人是乳癌患者。女性罹患乳癌的機率是很高的，因而是女性的重大健康議題。乳房是女性的重要性徵，許多患者害怕手術失去乳房（少奶奶）或腫瘤切除後胸部外觀改變，因而罹患憂鬱症，並放棄正規治療，或輕信偏方廣告，以致失去康復機會。

赴美專攻乳房顯微重建的鄭明輝教授在回國後，推行「切除癌症，同步重建」，在一次手術裡，同時完成三件事：切除患側乳癌，立即乳房重建，調整對側乳房。不但克服癌症導致的病理傷害，也避免切除所造成的生理創傷。更貼心的是將健康乳房也一併調整，讓兩邊胸型更對稱與平衡，這樣的做法讓患者重返健康、恢復自信。鄭明輝教授的另一個獨門技術，在於治療淋巴水腫。鄭教授發明「邊對端淋巴管靜脈吻合術」及「下頜淋巴結皮瓣移植術」，是乳癌腫瘤及腋下淋巴結清除手術後，出現上肢淋巴水腫的最佳救援手法，其成功率高達98%（全世界最高），讓乳癌的手術更為安全、不留下後遺症。

《乳癌奇蹟治癒》是一本全方位解析乳癌治療的權威指南。內容包括怎麼會得乳癌／有哪些篩檢，得了乳癌如何治療，切除乳癌同時重建乳房／讓治療與美觀一次到位，揮別壓力衣戰勝淋巴水腫，康復鍛鍊打造抗癌體質，讓讀者能一次到位、完整了解乳癌治療的全貌。除此，鄭教授更徐徐道來100個乳癌治療需知的重要議題，包括最近火紅的事件——安潔莉娜・裘莉做預防性乳房切除術的爭議性，以及乳癌遺傳基因檢測的必要性等。有這些資料做為底氣，讓患者就醫時與醫師、護理師的溝通不再有障礙，也讓患者免於恐慌、降低疑慮、身心和諧，達到最佳的抗癌效果。

鄭明輝教授一生懸命，致力於乳癌術後乳房重建，並以新創技術克服淋巴水腫。他創辦台灣乳房重建協會，推動乳房重建手術納入健保，並成立領先全球的淋巴水腫治療中心，享譽國際。他也曾榮獲整形外科的最高榮譽Godina獎，入選全球前2%頂尖科學家；著作等身，出版多本英文醫學教科書。如今鄭教授將個人在乳房醫學的畢生經驗集結成書，內容既深入淺出又臨床實用，兼顧乳癌的全人醫療與預防醫學，是女性乳房保健的重要指引，值得大家詳讀參考。

【推薦序】

巧工助妳疏濬暢行，聖手攜妳重拾自信

施壽全（馬偕紀念醫院前院長）

除了時不時就會出現的新興傳染病外，近三十年，威脅人類性命最普遍的，主要就是心血管疾病與癌症兩大類了。心血管疾病與飲食西化及代謝異常有關，而種種癌症中，檢視盛行趨勢及高熱量食物，與一些致癌物分子十分近似的情形，顯示乳癌也可說是一種文明病。乳癌如今是台灣女性發生率最高的癌症，每年新發一萬六、七千例，而且有年輕化趨勢。

我個人臨床診療雖與乳癌無直接相關，但在擔任醫院首長期間，也經常參與癌症防治的會議與活動，所以也能深刻體會，發生率越來越高的乳癌，對女性同胞健康的嚴重衝擊。拜政策推動之賜，目前檢查出來的乳癌，有七、八成是在二期之前，治療成功的機會相當大。

不過，乳癌癌體及最常見的淋巴腺蔓延，首選的處置方式就是手術。無論手術範圍如何，都將會破壞器官完整性，並可能造成心理創傷，若再加上淋巴腺廓清，則引發單側或雙側上肢水腫的機率也相當高。所以腫瘤雖去除了，但處理後遺症，或許會是更大的麻煩與痛苦，這類問題，正好可以在前長庚醫院院長鄭明輝教授的《乳癌奇蹟治癒》一書中，找到最佳解方。

鄭院長是整形外科醫師。他俊俏挺拔，溫文儒雅，本身就是活招牌。令人感佩的是，他並未在學成後就投身「美容」業務中，卻懷抱著使命感，奉獻於艱困吃力而難謂有利可圖的「重建」任務中，積數十載的經驗，如今已榮登全球整形外科學界的頂峰地位，獲獎無數，其顯微手術技巧在國內難有出其右者，更成為國際醫學後進爭相前來學習的楷模。

《乳癌奇蹟治癒》一書從乳癌成因、治療與後續處置，都做了最周全的說明，稱之為乳癌科普教育的「聖經」也不為過。其中最值得推崇的，當然就是鄭院長在「乳房重建」與「淋巴水腫處理」部分的詳盡介紹。我們可以形容這一類病人的身體，因為渠道阻塞而「淹水」，靠鄭院長的巧工疏通，再加上聖手重建器官，也必然能重拾自信。

我與鄭院長是多年好友，有機會見證「奇蹟一書」問世，即將嘉惠病人的「奇蹟時刻」，實感無比的榮幸。

治癒乳癌，健康、美麗雙贏

陳致遠（勇源基金會執行長）

乳癌可說是女性最恐懼的疾病，對有些患者來說，更是一種隱晦的私人創傷，難以主動求醫和談論。錯誤或片面的醫療資訊，更導致許多治療黑數與延誤就醫的遺憾。《乳癌奇蹟治癒》一書的出版，如黑暗中的曙光，令人振奮！

鄭明輝院長和我有志一同，同為勇源輔大乳癌基金會董事，長年一起推動民眾乳癌篩檢、宣導乳癌早期治療與乳房重建的重要性。基金會也常舉辦音樂會、舞蹈工作坊等，幫助乳癌患者紓解壓力。在抗癌路上，心靈得到更多撫慰的力量，會增強免疫力，恢復的速度就能更快、更好。

鄭院長在乳癌臨床治療上專攻乳房重建、淋巴水腫顯微手術，這兩項醫療是接軌腫瘤切除、化放療的重要治療項目，許多傳統醫療法經過鄭院長創新改良後，都成為全球成效最高的新技術。接受治療的患者身心恢復的情況，都大幅超過預估的標準。在醫療政策上，鄭院長與病友共同創立台灣乳房重建協會，努力推動將乳房重建、淋巴水腫治療納入健保給付制度。在醫術、衛教、制度各方面，他不遺餘力為乳癌病患謀求福祉，可說是病患全方位的守護神！

認識鄭院長20多年，每次到醫院探訪這位老友，總是見到他身邊圍繞著來自世界各國的訪問醫師與研究學者。經過這麼多年，他仍堅持在這條道路上，不斷開創台灣乳癌完整醫療的全新里程碑，我感到由衷欽佩。

鄭院長將最新的乳癌醫療資訊、寶貴的臨床治療經驗，編寫成這本平易近人的醫學指引，介紹了台灣頂尖的乳癌治療技術、完整的療程系統、精緻的乳房再造技術，不管是正在對抗乳癌、或是身邊有乳癌患者的讀者，都能幫助你更有信心，得到健康與美麗的完整治癒。

【推薦序】

面面俱到的乳癌參考書

陳訓徹（林口長庚紀念醫院乳房外科教授、顧問級醫師）

20年前，長庚醫院在癌症治療的領域，已獨領風騷，在乳癌治療手術，也在台灣居牛耳地位。但唯在研究領域上，無法更上一層樓，另外，重建領域上跟國外也有一些差距，尤其是自由皮瓣重建。鄭明輝教授在學成歸國後，已將自己所學專長，用於長庚醫院乳癌病人身上，建立林口長庚在乳癌術後自由皮瓣重建，在全國甚至全世界的重建舞台上不可動搖的地位，也樹立了重建的里程碑。更進而從病友關懷角度成立「台灣乳房重建協會」為病人建立信心。其觸角更伸及國外，使所有病人同獲完整的術後乳房外觀。鄭明輝教授擔任院長後，努力不懈，致力培養後一代重建醫師及國外教學。後為自己的理念實踐，勇於自行開業，無非為自己的理想奮鬥，實為難能可貴。本書除了鄭教授本身的重建專長外，更涵蓋乳癌的必要知識，實為一般民眾增加乳癌的認識，對初罹癌病人也相當實用，是面面俱到的參考資料。此書付梓，實為病人之福，是樂為文序。

乳癌醫療領域的最新進展

陳國章（華電聯網董事長）

乳癌治療是一門既充滿科學性又充滿人文關懷的領域，而鄭明輝醫師正是這個領域的傑出代表。做為華電聯網董事長，我一直致力於促進創新、推動技術的發展，非常榮幸能為鄭明輝醫師的新書《乳癌奇蹟治癒》撰寫序言。

在本書中，鄭醫師引領我們進入乳癌醫療的前沿，展示了這個領域的最新進展和研究成果。他以卓越的專業知識，解釋了乳癌這個疾病的複雜性，以及他在乳房重建、淋巴水腫後遺症治療上，歷經多年、費盡苦心創新改良的治療方法。他的觀點深思熟慮，提供了全新的視野。

鄭醫師深入淺出地解釋複雜的醫學概念，又以溫暖的口吻敘述醫患之間的感人故事。在他的書中，醫學不再是冰冷的科學，而是充滿人情味的關懷。透過對乳癌這個疾病的病理和醫學技術的深入剖析，展示了人類的脆弱性和堅韌性。他以深刻的洞察力和溫和的語言，將專業知識與人性關懷融合在一起，讓我們重新思考乳癌治療和患者的生活品質、心理健康之間的關係。

相信本書將為讀者帶來新的啟發，對醫學專業人士和大眾都具有極大的價值。我衷心地推薦這本書，希望它成為你學習和探索乳癌醫學領域的良師益友。

【推薦序】

深入淺出、鉅細靡遺的乳癌知識

郭文宏（台大醫院乳房外科主治醫師．乳房醫學會常務理事）

明輝院長是國際知名的整形外科權威，過去曾多次在學術研討會上拜聽他的專題演講，聆聽他對乳房重建手術的創見，每每感到收穫良多，身為後輩，很榮幸能為這本巨著寫推薦序。

一看到這本書的初稿，就讓我十分驚喜與感動，和坊間大多數的乳癌相關書籍以藥物治療為主的內容不同，它是以外科醫師的角度為出發點，策重與手術相關的細節，充分展現明輝老師在這方面的專業。不僅如此，整本書的編排相當用心，多色編排，目錄及內容淺顯易懂，但又深入淺出，閱讀介面對讀者十分友善，一讀下去讓人有欲罷不能的衝動，涵蓋了乳癌治療的所有相關知識：有臨床診斷，多重整合性治療方式及乳房重建，鉅細靡遺。編排上，以問題導向主題，患者接受及實用性高，有提綱、小知識、精美清晰的圖表，還有真實臨床案例的分享，讓病人產生同理心，自然而然就接收了治療的新知。

當然，這本書的最大亮點，是對不同手術的細節及適應症的部分，做了詳盡的描述，包括：在乳房全切除下，乳頭可否保留；一般手術，內視鏡手術和達文西手術做乳房切除的比較；預防性切除的必要性，有助於醫師和病患間達成醫病共享決策的共識。此外，對乳房重建的各種方式及適用對象，除了圖文並茂的解說，更用圖表比較說明，一目了然。最特別的是有關淋巴水腫的介紹，內含明輝院長30年治療經驗的精髓，他詳細說明了淋巴水腫的成因，嚴重程度的分級及相應的處理方式，佐以照片及圖表的闡釋，大大造福有併發症的病友，最後更貼心地指導實用的傷口護理及保養。相信各位病友應該迫不及待想一睹這本巨著的風采，我保證一定不會讓大家失望！

淺顯易懂的乳癌治療醫學新知

賴旗俊
（基隆長庚紀念醫院院長）

我與鄭明輝院長相識已經超過30年，當年我們一起在長庚醫院當住院醫師時，鄭院長就已經顯現了外科大師的天分，不但工作努力認真、熱衷學習，手術技巧也已經十分出色。

當時長庚外科的工作量十分繁重，鄭院長不但甘之如飴，也通過了體力的考驗。之後在長庚體系的栽培及自我的努力之下，一路從科主任、副院長，升任至林口長庚總院院長，行政經歷十分豐富。鄭院長年輕時曾到國外知名學府學習最新的整形外科知識及技術，之後專心致力於乳癌術後重建及淋巴水腫的治療，不但發表了264篇論文，也書寫了許多醫學教科書章節，更改寫了淋巴水腫的分類與治療準則。他的成就也獲得國際的肯定，不但有從美國、歐洲來尋求治療的病人，非洲、日本、中國的病患更是絡繹不絕，許多國外的醫師也來找他學習這方面的知識與手術技術。他不但早已經是長庚大學的教授，許多國際知名學府，如哈佛大學、梅約診所等，都爭相邀請他做為訪問教授。在我心目中，他在乳房重建及淋巴水腫治療，是世界第一把交椅，實在當之無愧。

鄭院長在長庚體系退休之後，目前主持安德森整形外科診所，在繁忙的診所業務中，抽空寫這本《乳癌奇蹟治癒：乳房再造權威鄭明輝乳癌完全康復指引》，透過淺顯易懂的科普語言，將艱深的醫學知識，以平易近人的方式呈現給有需要的人，將最新的醫療知識分享給大家。乳癌的患者不但面對生命失去的恐懼，擔心自己對家庭的責任，在治癒之後，面對乳房切除，部分患者也會喪失自信心。鄭院長在書中，以科學的專業角度，及個人豐富的治療經驗，告訴大家：面對乳癌，只要有正確的知識，找對專業醫師，配合現代醫藥技術及重建，許多病患都可以恢復健康，重現自信美麗。在書中也全方位分享乳癌預防治療等知識，是一本關心女性的人都應該閱讀的書籍。

而淋巴水腫也困擾許多患者，之前是非常難以治癒的疾病，在鄭院長及長庚體系醫師的努力之下，目前治療效果也比以前進步非常多，鄭院長在這方面更是貢獻非常大，許多創新技術、治療指引及手術方法都由鄭院長研發，造福許多淋巴水腫病人，這本書在這方面的知識也對患者非常有幫助。

我祝福所有的讀者，都能從這本書得到正確的醫學新知識，以及新的疾病觀念；而面對疾病的患者及經歷類似困難的人，都能早日康復、平安健康。

身心靈併治的醫者

蘇志強（中央警察大學副校長）

台灣對乳癌的治療如今有長足的進步，要拜鄭明輝院長20多年前的遠見。他赴美國學習、潛心鑽研，做出突破性的貢獻，以「下頜淋巴結皮瓣移植術」獨步全球，加上「乳房重建」的精湛技術，將不可能化為可能。各國醫師紛紛來台向鄭院長領導的醫療團隊取經，他也頻頻獲獎肯定，造福了眾多患者。

書中有許多令人驚喜的故事，患者原本因為乳癌而生命黯淡，遇到醫者父母心的鄭院長，在「身」、「心」、「靈」併治的理念下，妙手進行三合一同步手術（切除腫瘤、乳房重建、對側乳房重整），免去患者動三次刀的痛苦。鄭院長首創「淋巴水腫分級標準」，以獨步的系統化理念，實踐「邊對端」淋巴管靜脈吻合術、下頜淋巴結皮瓣移植術，患者在術後不必再穿壓力袖套，外貌往往超乎預期的美好，如獲新生，再次綻放自信的光采！

抗癌過程中最重要的是對自己有信心，理解越多，就越有樂觀的信心，自癒的能力也越強。鄭院長用深入淺出的方式撰寫本書，提供乳癌醫療最新資訊，以清晰完整的說明，消解各類疑惑，相信各位讀者在閱讀後，一定會對乳癌有全新的理解，做出更明智的決策。

幫助妳前進的力量

南雲吉則（日本乳腺專科醫師．Nagumo Clinic總院長）

對於被診斷為乳癌的人，我能體會妳一定感到非常震驚！

當聽到診斷時，妳可能會頭腦一片空白，對主治醫師所說的話一知半解。回家的路上，妳可能也不清楚自己走過了哪裡，當妳回到家中，不安和孤獨感湧上心頭，淚水如泉湧出。

乳房對於女性是理所當然的象徵。對於平常的生活，也會覺得一如往常地日復一日。當妳失去乳房時，才會意識到某些事情變得不一樣。現在，妳一定渴望能夠重拾正常的乳房和生活。

癌症讓妳墮入了不幸和不安的深淵中，妳在其中掙扎。

妳為什麼會得癌症？以後該如何生活？妳自己和家人的未來會怎樣？一切都是一片黑暗。想像一下在黑暗的世界中，有什麼樣的敵人潛伏，只是想像一下，都會讓妳感到害怕，雙腳發軟。

但請妳用心聆聽，有人正在溫柔地與妳說話。

「我一直在妳身邊，我會支持妳。」

請勇敢地翻開這本書。

妳想知道的事情，妳必須了解的事情，都在用溫柔的言語向妳傳達。

「我一直在妳身邊，我會支持妳。」

獨自走在黑暗的道路上，會感到害怕。但如果有人陪伴，就不再害怕。

這本書會牽著妳的手，與妳一起前行。

「乳癌已經不可怕了。」

這本書的作者鄭明輝醫師，是我的摯友，也是我最尊敬的乳房專家醫師。當妳面臨困難時，請向他尋求建議，他一定會告訴妳「我一直都在妳身邊，我會支持妳。」

「乳房是延續人類繁衍的重要器官，也是女性美麗、溫柔、施予的象徵，不幸的是乳癌成為目前婦女最常見的癌症，《乳癌奇蹟治癒：乳房再造權威鄭明輝乳癌完全康復指引》是引領乳癌患者走向康復之路的必讀經典！鄭明輝教授以其專業和創新技術，將乳房重建和淋巴水腫治療提升至嶄新境界。書中不僅涵蓋乳癌篩檢、療法和手術選擇，更精選百大必知重要醫題，為您解惑。鄭教授獨步全球的乳房重建術，在一次手術中實現切除、重建和對側乳房調整，讓患者恢復自信。此外，本書亦介紹最新成功率達98%的淋巴水腫治療法，更綴以乳癌篩檢、智慧抗癌法與真實病友案例分享，助讀者全面了解乳癌並戰勝它。讓《乳癌奇蹟治癒》成為您的指南，重拾自信，迎接美麗未來。」

——李奇龍（林口長庚紀念醫院婦產部教授）

「作者鄭明輝教授在其著作《乳癌奇蹟治癒》一書中，以專業的角度提供最新的醫學資訊，同時考量癌友的生活品質與心理健康，內容淺顯易懂，並有精美插圖，針對當今乳癌面臨診療議題，都能精闢剖析，展讀有益，是一本值得推薦的衛教好書。」

——張金堅（財團法人乳癌防治基金會董事長）

「明輝院長是本人於林口長庚整形外科共戰多年的夥伴。當年他在美國進修時，聽他解說乳房重建的原委，深知這將是婦女的福音（當時對乳癌的概念還停留在切除的階段）！深造回國後，憑著他的投入和努力，如今已建立乳癌治療的準則。期待他永不澆熄的熱情持續造福國人！」

——張承仁（台北醫學大學附設醫院副院長）

「鄭明輝教授幫你尋回人生失落的那一片拼圖。」

——黃淑芳（社團法人中華民國乳癌病友協會理事長）

「台灣乳癌的發生率雖然年年攀升，但近年來死亡率已逐年下降，且早期發現的比例逐年增加，加上嶄新治療及新標靶藥物不斷推陳出新，乳癌治癒者越來越多，也越來越重視癌後的生活品質。

《乳癌奇蹟治癒》是一本全新概念的書，它強調癌症治療，不再只是手術切除，與疾病控制或避免轉移，而是追求治癒者最終整體的外觀再造，著重在身心完美的康復追求。本書作者鄭明輝醫師，應用乳房再造的技術追求完整的康復之美，是這領域國際知名的佼佼者。

這是一本值得推薦的好書，就像暗夜狂風暴雨中，給正在治療中無助的病人及家屬，指出人生奮戰方向的一座燈塔，邀請大家細讀品味。」

——賴基銘（台灣癌症基金會執行長）

【作者序】

讓身心完全康復的乳癌奇蹟治癒

乳癌是台灣婦女癌症之首，罹患乳癌就如晴天霹靂，既擔心從此失去乳房，又恐懼落髮、疼痛等治療副作用。好不容易熬過腫瘤切除、化放療等辛苦的療程，許多患者開始陷入生活品質低落，以及幾年後可能出現淋巴水腫後遺症，更是對於身心的再度重創。其實，台灣自20年前就已逐漸具備國際水準的「乳房重建」與「淋巴水腫」治療技術了，但因衛教不足，高達80％的乳癌患者並未受到「完整醫療」的裨益，非常可惜！身為乳房外科及整形外科二大專科醫師，實在責無旁貸，因此決心撰寫本書，呼籲乳癌治療不能只做一半，「身心完整治療」非常重要。

回首多年在乳癌醫療一路堅持與努力，有人好奇問我：當初怎麼這麼「有遠見」？說白了，是想知道我為何選擇這麼「冷門」的領域。我相信這是上天賦予我的使命，也是父親福澤庇蔭，他一直希望我當大醫師，救更多的人，不要只當會賺錢或有名的醫師。

1986年，我醫學院六年級時，到長庚醫院實習2年，開始埋首研究，並常想像自己就是執行手術的醫師，不斷模擬與自我訓練。當完兵後，進入世界級的長庚整形外科，1998年，我的老師——中研院魏福全院士，安排我到美國德州安德森癌症中心學習乳房重建，經過主治醫師、主任、副院長至院長各項歷練，我都堅持親自為病人執行手術，包括頭頸部重建、乳房重建、淋巴水腫治療、腦血管橋接等手術，並繼續做臨床及基礎研究，撰寫論文。臨床上發現很多乳癌患者也有淋巴水腫的問題，當時治療技術匱乏，於是投入數年時間研發出「遠端下頷淋巴結皮瓣移植術」，成功率高達98％。所以，就算罹患乳癌，真的不必害怕，台灣具有世界最好的乳癌治療技術，接受正規治療最重要。

《乳癌奇蹟治癒》介紹了從篩檢、治療、追蹤到健康管理的完整資訊，內容十分豐富。書中有許多病患治癒的見證分享，她們透過完整治療，都已成功擺脫癌細胞，恢復美好的身形外觀。很多人還變得越來越健康，比罹癌前更自信、更漂亮！乳癌是可以治癒的，願以本書幫助大家戰勝乳癌，一生健康。

在此，要特別感謝我的父親、母親、太太、女兒，師長、同事與好朋友們，一路以來關心支持、鼓勵與幫助，讓我更有信心，在臨床上幫助更多的病人，並在學術上指導更多的學生。我也要感謝所有相信我的病人，病人是我的老師，是我心中永遠的第一順位！

卷首附錄

目錄｜Contents

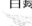

第1章 我怎麼會得乳癌？
——乳癌現況與必做的篩檢

第2章

得了乳癌，該怎麼辦？

——6大治療法&腫瘤切除術一次掌握

第3章 得了乳癌不會變成「少奶奶」
——顯微乳房重建技術，治療美觀一次到位

第5章 乳癌治療後，重新找回生活品質——定期追蹤+康復鍛鍊，打造抗癌好體質

目錄｜Contents

國際成就光廊

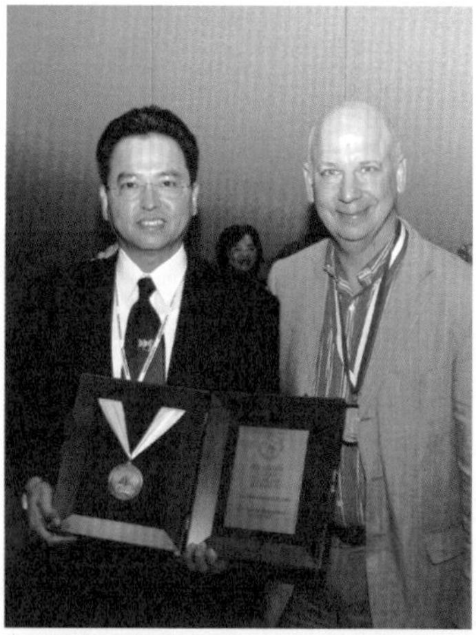

2006年榮獲美國顯微重建外科醫學會Godina獎，是亞洲第一人。右為理事長史考特．雷文（Dr. Scott Levin）。

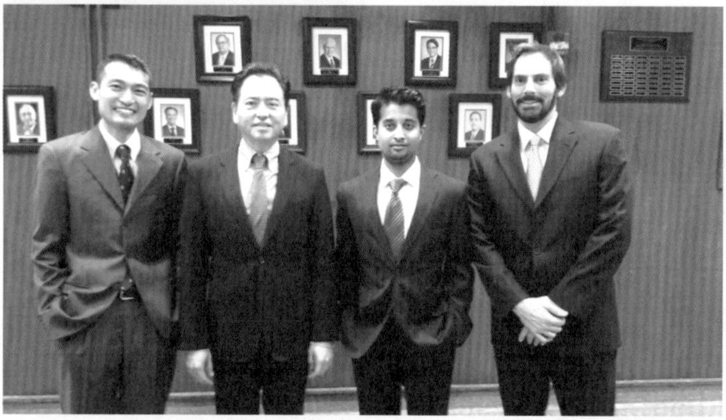

2016年獲美國顯微重建外科醫學會授予William Zombomi榮譽教授。

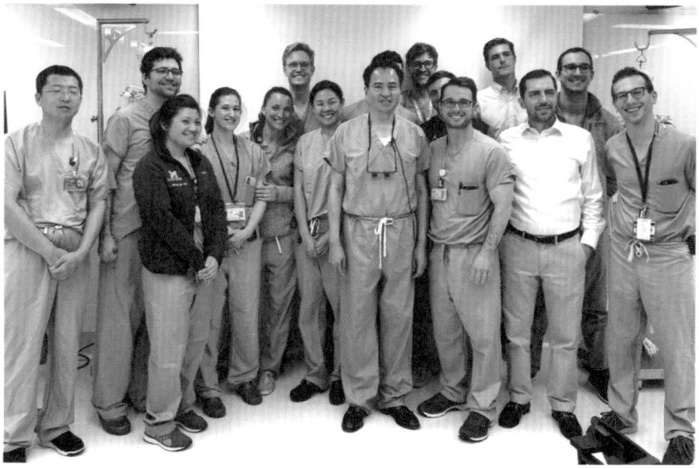

2017年到密西根大學整形外科當客座教授，指導住院醫師屍體解剖課。

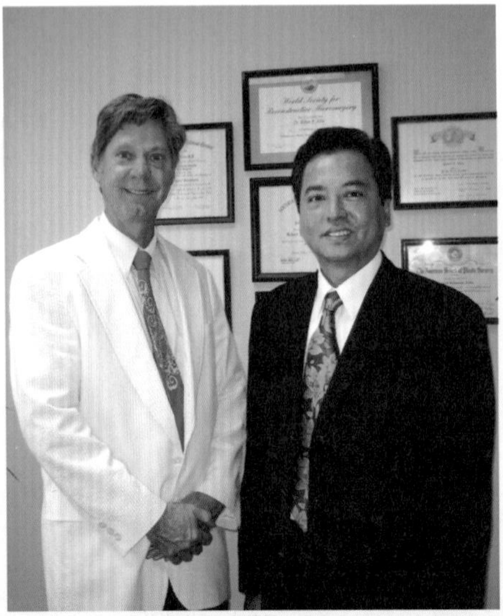

2006年拜訪發明DIEP Flap乳房重建技術的老師羅伯特・艾倫（Dr. Robert Allen）。

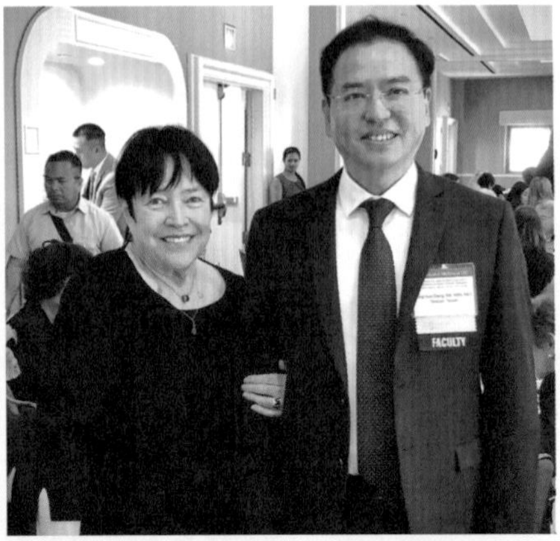

2018年與積極為乳癌與淋巴水腫病友爭取治療補助的奧斯卡金像獎影后凱西・貝茲（Kathy Bates）在國際乳癌病友活動中合影。

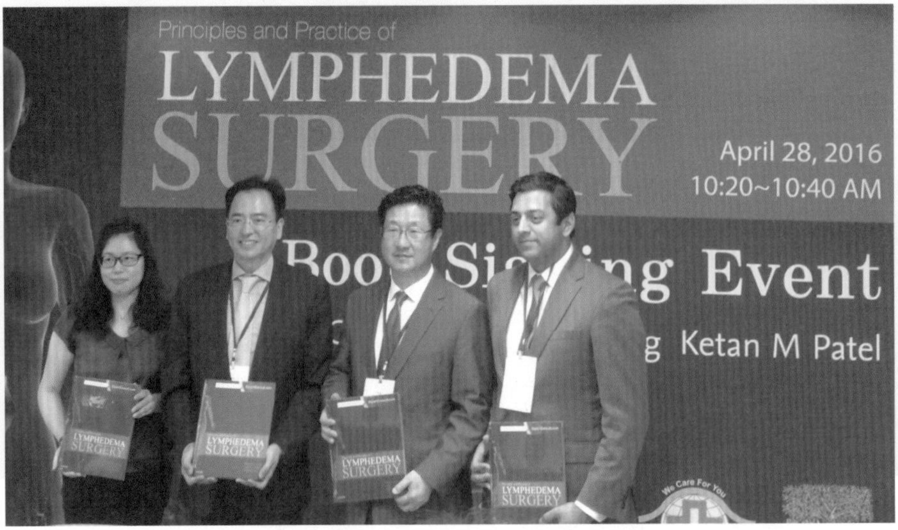

2016年《淋巴水腫手術的原則和實踐》英文版新書發表會，與芝加哥大學的大衛・張（David Chang）教授（右二）、南加州大學的柯坦・帕特爾（Ketan Patel）副教授（右一），以及插畫師郭映君（左一）合影。

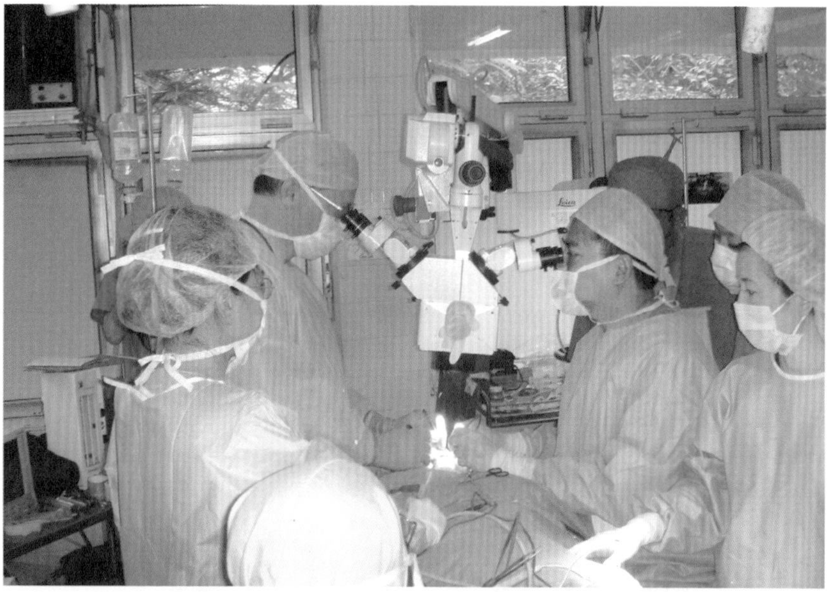

2003年隨哈佛大學醫療團隊到越南河內義診，擔任主刀醫師（右方坐者），與哈佛醫學院整形外科的丹尼斯．奧吉爾（Dennis Orgill）副主任（左方使用顯微鏡者）合作，為一位越南女性做臉部嚴重燙傷的重建手術。

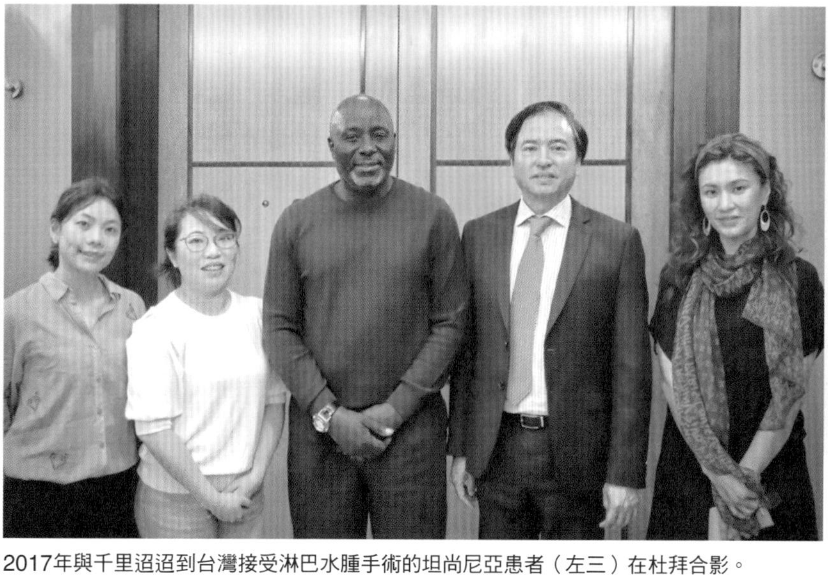

2017年與千里迢迢到台灣接受淋巴水腫手術的坦尚尼亞患者（左三）在杜拜合影。

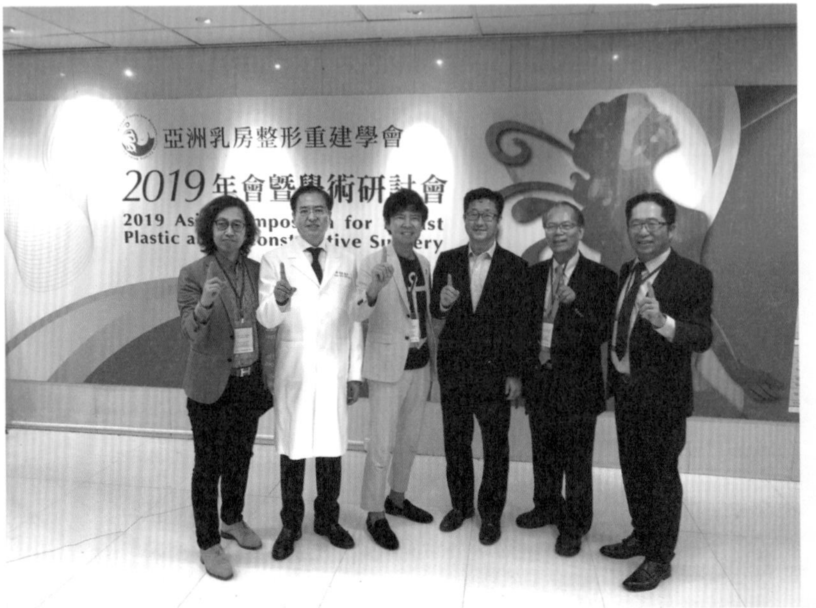

2019年主辦亞洲乳房整形重建醫學會，與日本的南雲吉則（Yoshinori Nagumo）醫師（左三）、芝加哥大學的大衛．張主任（右三），以及高雄醫學大學的林幸道前副校長（右二）合影。

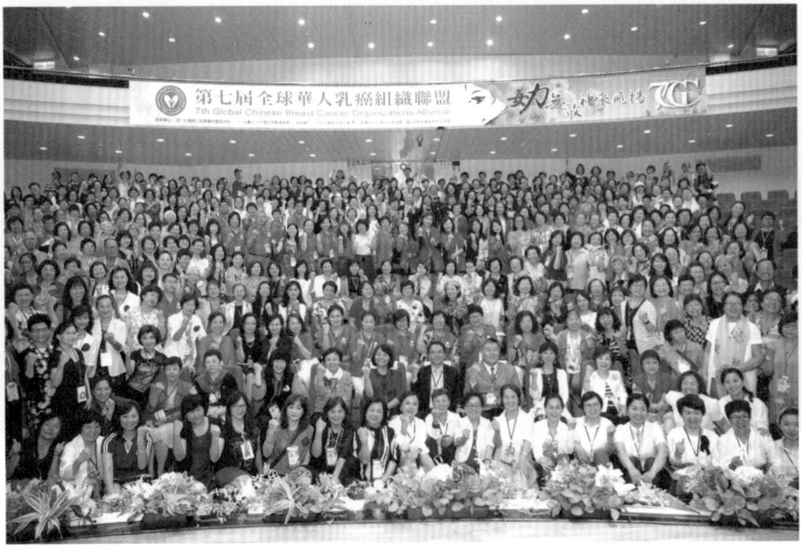

2018年主辦第7屆全球華人乳癌病友組織大會。

前言
不只治癒乳癌，更能活得好、活得美

沒有乳房重建，乳癌治療只做了一半

乳癌是女性癌症發生率第1位

乳癌發生率近10年上升速度驚人，根據世界衛生組織最新全球癌症報告，乳癌已超越肺癌、肝癌、大腸癌，躍升全球女性癌症首位，光是2020年，就有高達230萬名婦女罹患乳癌。目前乳癌也是台灣女性癌症發生率的第1位，不容小覷！根據衛福部國民健康署統計，國人每年新增約16000名以上的乳癌患者，平均每日有31位婦女被診斷罹患乳癌、6位婦女因乳癌失去性命，以罹癌速度和比例來看，平均每37分鐘就有1位女性罹患乳癌，每12位女性就有1人是乳癌患者，女性罹患乳癌的機率可說是非常高。另一個需注意的新現象是：40歲以下的年輕乳癌患者，每年新增人數超過1000人！這些數據不只顯示乳癌的殺傷力，更凸顯許多人日常疏忽健康，與乳癌因子接觸，甚至已成為乳癌候選人而不自覺。

正確的醫學資訊，比豐富的資訊更重要

「去年無意間摸到胸部有一顆硬硬的東西，但實在太忙了，今年到醫院檢查竟然是3期乳癌」、「我才20多歲，為什麼會得乳癌？」、「她胸部比我豐滿都沒事，為什麼得乳癌的會是我？」、「聽說癌細胞有時候會自己消失，我做了一年氣功又吃全素，但是腫瘤並沒有變小」……在門診和候診區聽到患者們互相談著罹癌的經驗，總覺得台灣的乳癌衛教明顯不足，雖然醫藥發展已非常先進，但多數人對於乳癌仍然一知半解，各種媒體網路醫療資訊紛雜，一般人很難從中正確了解：自己為何會罹患乳癌？發現罹癌時應該怎麼做？什麼才是正確的乳癌治療方式？因為缺乏可依據的完善醫療指引，許多人因為害怕失去乳房、擔心化療頭髮會脫落，或以為乳癌還是一種難以治癒的疾病等傳統認知，而心生畏懼，逃避乳房篩檢與應做的治療，因此錯過最佳治療時機，真正到醫院檢查時，乳癌期別都已變得更為嚴重，治療也就會更加辛苦。

臨床研究發現，大多數乳癌患者長期陷入焦慮不安的情緒，高達1/4以上會罹患憂鬱症，甚至有自殺的念頭，半途放棄治療的案例也不在少數，最大的原因，就是對於目前乳癌醫學的進步情況不夠了解，信心不足所致。乳房是女性的重要性徵，切除腫瘤後外觀的改變，確實會讓很多女性一想到就失去面對的勇氣，或是輕信偏方廣告，以為某些治療方式能保住乳房，造成原本屬於早期的乳

癌病情失去控制。目前醫療院所臨床使用的乳癌治療方式，治癒率都已非常高，0期（原位癌）和1期癌症治癒率（5年以上存活率）高達98%以上，2期乳癌治癒率也高達90%。只要確實定期做好乳房篩檢，早期發現病灶，及早進行治療，康復的機會就會大幅提高。

乳癌最危險的部分，並非癌細胞本身，而是患者缺乏正確的醫學資訊與行動指引，造成對篩檢的疏忽，以及未能做完應做的「完整療程」，導致原本可控的病情變得失控。本書要告訴大家的正是：台灣不僅具有完善的乳房篩檢措施、精湛的乳癌治療醫學，也具備世界級的乳房重建水準，就連乳房切除手術後可能發生的淋巴水腫後遺症，治療技術和成功率都是全球第一。所以一旦發現罹患乳癌，請立即開始進行完整的治療，千萬不要猶豫。

你有樂觀的權利：台灣「乳癌治療」與「乳房重建」是國際最高醫療水準

台灣乳癌治療技術聞名全球，顯微手術創新發明、硬體醫療設備皆達到國際的最高水準，然而多數患者並不了解，完整的乳癌治療項目中，除了外科手術切除腫瘤、化學治療、放射治療、標靶和荷爾蒙等藥物療法，還有一項很重要的治療項目是「乳房重建」。乳房重建不同於一般隆乳整形，技術面和安全性的要求都更為嚴密精細，國際間技術不斷提升，重建效果與品質也更為精良，但相關醫療資訊流通管道少，多數乳癌患者無從了解，導致延遲才做乳房重建或深陷失乳痛苦的患者非常多。因此，本書會詳細說明目前成效好、受推崇的乳房重建方式，以及我在臨床上所做的多項改良創新技術，都能有助於乳癌治療與乳房重建過程更順利、患者疼痛感減輕、恢復速度更快，且重建的乳房外觀能更自然，品質更長久。

乳房重建的方式主要分為「自體組織移植」與「義乳假體植入」兩種做法，無論乳房損傷或良性腫瘤、惡性腫瘤需切除乳房，都可以進行乳房重建治療。1998年，我赴美專攻自體組織皮瓣移植的最新技術，尤其「深下腹動脈穿通枝皮瓣」這項顯微重建手術，成功率高達98%以上，不會產生義乳排斥，而且副作用非常少，也沒有矽膠袋破裂的擔憂，一勞永逸，我特別將它引入台灣與亞洲，目前在世界醫療先進的國家中都是首推的主流重建術式。現在的乳房重建治療水準，不只能幫患者恢復乳房外觀，觸感逼真、柔軟，連對側的健康乳房也能一起做調整（如增大、縮乳或提乳），使雙邊胸型能更對稱、更平衡，重建後穿起衣服可能比原本更美觀。

乳房重建治療，一方面能治癒乳癌造成的生理創傷，同時有助於恢復身體形象，減少憂鬱症，使癌後的身心品質大幅提升。在乳癌已成為台灣女性國病的嚴峻時刻，如果能適當地推廣衛教，讓大眾知道完整的乳癌治療應包含乳房重建，而且台灣具有這項優秀的醫療技術，相信大家一定會更積極、更有信心地去做乳房篩檢與乳癌治療，康復的速度也會更快速、更良好，這正是我撰寫本書最大的期盼。

免疫低落，乳癌易復發，淋巴水腫一定要治癒

長期被忽略的乳房切除後遺症，現在已有最佳治療法

「完整的乳癌治療」除了應納入「乳房重建」這項治療以外，約有20～40%的患者也可能會出現一種症狀——手臂淋巴水腫，這是乳房腫瘤切除合併腋下淋巴結清除術及放射治療可能產生的一種後遺症，常讓患者求助無門。在長期臨床經驗中，病患回診追蹤乳房重建的效果時，常會有人問我：「醫師，我的乳癌療程都有做完，可是手臂不知道為什麼越來越腫？」、「這會是乳癌復發嗎？」、「是我吃太鹹，新陳代謝不好嗎？」傳統醫療觀念中，大家以為的乳癌療程「結束」，對許多有做乳房切除手術的患者，卻是後遺症出現，另一段痛苦困擾的開始：手臂腫脹疼痛、緊繃僵硬、無法抬高、難以正常活動，連穿衣服都找不到合適的尺寸，多數患者以為自己又患上了什麼新疾病，也不知道該找哪一科看診，非常無助。在過去的傳統醫療中，這種乳房切除手術多年之後才漸漸發生的「上肢淋巴水腫」（Breast Cancer-related Lymphedema）治療方式很有限，在醫學發展的領域中可說是被嚴重忽略的一環，然而淋巴系統的運行與人體血液、免疫力息息相關，原本體況就比較虛弱的乳癌患者，如果又發生淋巴水腫問題，無異是雪上加霜，乳癌治療和恢復效果可能變差。

擺脫壓力袖套不是夢！獨步全球的「下頷淋巴結移植術」成功率高達98%

乳癌患者在切除乳房腫瘤時，如果經醫師評估也需要一起切除腋下淋巴結，若還要加上放射治療（俗稱電療），未來就容易發生上肢淋巴水腫的後遺症，而且會很嚴重。有鑑於台灣這方面的醫學知識和技術相當匱乏，我從美國進修回來，專注於乳房重建及頭頸部重建，透過臨床經驗持續改良、創新，終於找出比美國、日本更為有效的治療方式：將患者頸部下頜部位的淋巴結，移植到淋巴水腫的患側手腕處，而非回補於腋下位置。這種做法，有效恢復了局部淋巴循環受阻的功能，解決以前醫療一直無法徹底改善的淋巴水腫問題，患者在經過手術治療後，不用再天天辛苦地穿戴壓力袖套或綁彈性繃帶，動作恢復輕鬆自在，令人困擾且可能危及性命的蜂窩性組織炎，發作率也得以大幅降低。

全球2億患者受惠，各國醫師、病患來台學習與治療

根據臨床統計，全球約有2億人口因罹患乳癌、卵巢癌、子宮頸癌或男性攝護腺癌，必須進行局部淋巴結切除手術並加做放射治療，雖然控制了癌症，卻受到淋巴水腫後遺症所苦。輕度症狀可使用物理復健的方式來緩解，若為中度或重度患者，則需以外科手術的治療方式比較有效。美國和

日本主流的超級顯微淋巴管靜脈吻合術、顯微淋巴結皮瓣移植術兩種手術方式中，各有可以再突破的瓶頸，經過不斷地臨床研究與改良，我發明了「邊對端接合」及「遠端皮瓣移植」兩種技術，手術成功率高達98%，治療成效目前為全球最高。

美國奧斯卡金獎影后凱西・貝茲也是乳癌與淋巴水腫患者，她以親身的病痛經歷，積極為病友們爭取國家治療補助，不僅加入LEARN（Lymphatic Education & Research Network，淋巴教育與研究網絡）並成為代言人，更前進國會向議員爭取由國家立法，給付淋巴水腫醫學研究與治療經費，造福深受乳癌後遺症所苦的廣大患者。凱西・貝茲的主治醫師柯坦・帕特爾（Ketan Patel，USC，南加州大學附設醫院）、喬瑟夫・達洋（Joseph Dayan，MSKCC，斯隆—凱特琳癌症中心）、德魯爾・辛哈爾（Druhr Singhal，BIDMC，貝斯以色列女執事醫療中心）等3位醫師，也特別來台向我學習治療淋巴水腫的手術方式。23年來，超過千位各國醫師來台學習，逾百位各國病患來台接受手術。

台灣「乳房重建」與「淋巴水腫後遺症治療」兩項極為高端的乳癌相關治療技術，在國際皆具有醫學領導地位，能補齊長久以來傳統乳癌治療所欠缺的後段治療，為患者連接起真正完整的乳癌治療療程。透過本書積極的衛教宣導，期望乳癌患者都能受惠，更加提高乳癌的整體治癒率，擁有更好的生活品質。

醫療技術已到位，健保是重要助力

推動治療補助政策，帶領患者邁向完整康復的關鍵一哩路

當患者知道乳房可以高品質地重建，淋巴水腫後遺症也可以被成功治癒，接下來，醫療費用可能是一個新問題。畢竟癌症治療需要一段過程，要過五關斬六將，全自費對於很多人來說是不小的負擔，尤其在乳癌確診率這麼高的現代，得到乳癌，對於患者、家庭和國家都是很大的衝擊，有賴「醫療」與「保險」一起雪中送炭。目前乳癌治療的化學藥物，如標靶藥物及切除手術、住院等，健保、勞保有部分給付，然而乳房重建、淋巴水腫後遺症等治療項目，多數尚未納入健保補助。

每次面對乳癌病患因為考量治療費用，猶豫要不要做乳房重建或淋巴水腫治療時，我都特別希望台灣的醫療保險補助能更加完善，讓所有乳癌患者不只因為醫療進步而活下來，更能因為乳房重建、後遺症治癒而徹底恢復健康與自信，活得更燦爛、更美好。2002年我與幾位熱心的病友成立台灣乳房重建協會，提供乳癌患者相關醫療資訊與術後照護諮詢等服務，另外還有一個主要目標，就是希望能推動乳房重建與淋巴水腫治療費用的健保補助法案。

重建乳房與治療淋巴水腫後遺症有個共通點，不僅是恢復病人自信的整形手術，同時是恢復身體受力平衡的必要性生理治療，但就台灣臨床現況，目前進行乳房重建的患者還不到10％，反觀歐

美已開發國家，做全乳房切除的病人80%以上都有接受乳房重建。美國在乳癌防治與補助上做得比較完善，1998年美國聯邦《女性健康及癌症法案》（Women's Health and Cancer Right Act）明文規定：保險需給付新的乳癌藥物、乳房重建、後遺症治療及對側乳房的調整等費用。實質的經費補助，能夠最有效地幫助罹患乳癌的病人，積極做出更好的醫療選擇、更完整的乳癌療程，治癒率、存活期與術後的生活品質，也會因此獲得最大程度的提升。

面對最新女性國病乳癌來勢洶洶，先進的醫療技術正力挽狂瀾，然而還有許多民眾對乳房篩檢與治療的意願低落，背後的原因必須探究，有待廣大女性的警覺及國家政策制定的支持。

生命充滿許多挑戰，但我們可以不被原本能控制的事情給擊倒。如國際巨星安潔莉娜・裘莉（Angelina Jolie）正向迎戰乳癌威脅的醫學案例，雖然做法存在爭議，但這份精神值得我們學習、探討與共勉。

各國乳癌治療經費補助概況

美國長年為國際乳癌醫學的領導國，對民眾醫療權益與經費的補助也足以為各國模範，如1998年伯依德（Doris Boyd）參議員向聯邦政府申請通過《女性健康及癌症法案》，明定乳癌治療的補助包括腫瘤切除、乳房重建手術（義乳或自體組織皮瓣重建）、後遺症治療、對側乳房不對稱（經醫師評估於重建時需一併進行調整）的手術費用、新的藥物治療，保險公司皆應全部給付。

經費補助能直接促進民眾積極接受醫療的意願，如歐美亞等已開發國家，乳房重建多已成為乳癌切除術後常規進行的手術，在美國與歐洲，乳房重建的比例高達80～90%；日本與韓國在2016年也陸續將乳房重建納入醫療補助項目，民眾乳房重建的比例亦大幅提升。目前台灣此方面的補助較少，低於10%，醫療費用多為患者自費或私人保險、公益團體義助，實施乳房重建的比例也相對偏低。此方面的醫療發展與國民健康，有待更完善的政策支持與衛教推廣。

乳癌篩檢和治療的完整流程

20歲起

乳房自我檢查〔P.086〕

乳房X光攝影〔P.089〕
乳房超音波〔P.095〕
抽血驗癌指數CA153、CEA〔P.102〕

醫師觸診檢查〔P.088〕

切片診斷〔P.083〕

不孕症專家諮詢〔P.115〕

打排卵針〔P.064〕

2週

凍卵〔P.063〕

術前化學治療

腋下前哨淋巴結切片〔P.267〕
或腋下淋巴結廓清術〔P.129〕

乳房切除 部分切除／全切〔P.119〕

立即性乳房重建〔P.167〕
義乳／自體皮瓣

預防性切除 部分切除／全切〔P.134〕

化學治療〔P.137〕

抗荷爾蒙療法〔P.144〕

放射治療（晚期癌症或部分切除保留）〔P.140〕

3個月

延遲性乳房重建〔P.177〕

懷孕

淋巴水腫診斷〔P.266〕
循血綠攝影或 TC-99m 淋巴攝影

淋巴水腫治療〔P.249〕

持續追蹤5～10年

2% 可能復發（對側乳癌發生率）

------- 表示非必要項目

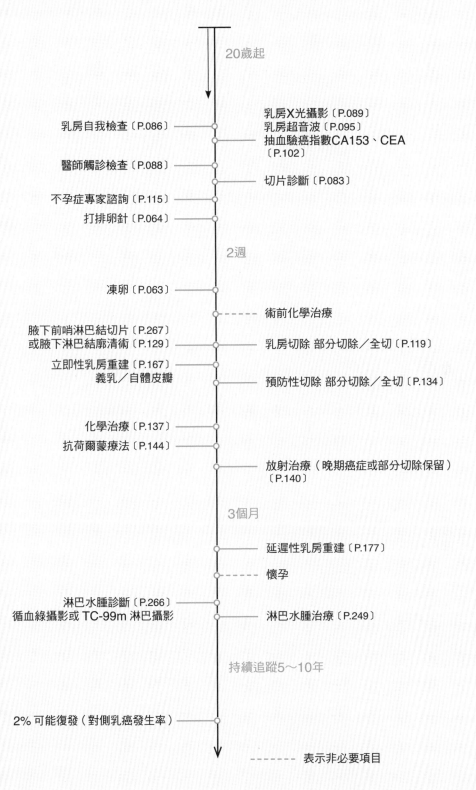

第1章

我怎麼會得乳癌？

乳癌現況與必做的篩檢

重要醫訊

乳癌成為全球新癌王，逾9成婦女罹癌非遺傳

- 平均每37分鐘就有1名女性罹患乳癌，每12位女性中就有1人是乳癌患者
- 每天約有31位女性確診乳癌，6位女性因乳癌失去性命
- 每年超過16000名女性罹患乳癌，逾2000人死亡
- 40歲以下年輕型乳癌患者，每年新增逾1000人

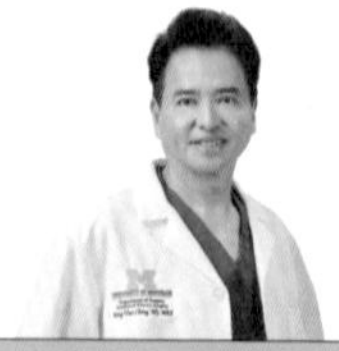

名醫診療室

我的胸部不大、又沒有家族病史，為什麼會得乳癌？

「我的身體一直都很健康，平常連感冒都很少，怎麼會得乳癌……」、「我工作正順，老天爺開什麼玩笑，竟讓我這時候得了乳癌……」、「我不能倒下，孩子還小，需要我照顧……」許多女性在毫無防備、納悶不解的情況下得知自己罹患乳癌，內心恐懼、焦慮，使得罹癌後生活品質驟降，飽受身體病痛和精神壓力的折磨，人生幾乎完全變調。

一位本身是專業護理師的乳癌患者，跟我說她發現自己罹患乳癌時震驚的心情：「我無意間發現右乳有淡紅色分泌物，趕快自己做乳房檢查，摸到一個小小的硬塊，知道狀況不對，但是想來奇怪，在這之前每年我都有做例行性乳房檢查耶……」當時她滿心疑惑，立即到醫院請乳房外科醫師做專業觸診，判斷罹癌的可能性很高，立即又做細針穿刺檢查，結果證實是罹患乳癌，當時她才30多歲。刻板印象中應該是「胸部豐滿或中老年婦女」才會發生的疾病，現在為何變成全球每一位女性都要提防的健康威脅？還成為台灣女性的頭號殺手!?在國際最新的乳癌成因相關研究中，指出了現代人必須特別注意的警訊，尤其是日常生活中各種乳癌誘因無聲無息的滲透力，樣樣具體而微，讓人很容易疏於防範，千萬不容小覷。

台灣女性癌症發生率第1名：90%患者沒有家族病史，甚至「無感」

乳癌近幾年一路攀升成為世界癌症之冠，在台灣更是女性確診人數最多的癌症，飆長的速度看似匪夷所思，其實和生活習慣、環境污染、慢性病都有複雜的交互關係。過去多數人認為乳房比較豐滿、肥胖的女性才會罹患乳癌，或是認為有家族病史、遺傳基因才是乳癌的高風險群，然而根據臨床研究統計：90%以上的乳癌患者並沒有家族遺傳病史，身材纖瘦、年紀輕的乳癌患者也不在少數，傳統的刻板印象已被推翻。

我是乳癌高危險群嗎？

乳癌是先天基因加上後天體質造成的多成因疾病，沒有絕對的高危險群或低危險群之分，遠離各種誘發因子，避免體內過敏反應、慢性發炎變成不可逆的損傷，是遠離乳癌危機的唯一方式。醫學臨床歸納出3大類特別容易誘發乳癌的風險指標，可做預防性參考：

環境汙染、飲食習慣及加工食品的風險

環境荷爾蒙潛藏在塑膠製品、美妝產品、清潔劑等用品中，造成人體荷爾蒙分泌異常，可能誘發乳癌。而含塑化劑的加工食品，高糖、高鹽、高油脂的飲食、作息不正常、熬夜等生活習慣，長期下來也會增加罹癌的機率，即使沒有家族遺傳病史，仍可能因為後天生活不當而罹患乳癌。

女性荷爾蒙異常

女性生理週期、荷爾蒙與乳癌，三者間有著密切的關係，尤其雌激素分泌過多時，特別容易造成乳腺異常，形成良性或惡性腫瘤，也可能使已經存在的癌細胞組織增生。月經週期失調，高齡後才懷孕生產，或是無生育、無哺乳的女性，以及長期補充富含女性荷爾蒙的食品或藥物，都可能增加罹患乳癌的風險。

曾罹患乳癌、有家族病史、BRCA基因異常

◈單側乳癌：曾經一側乳房罹患乳癌，或有乳小葉異常增生，得過卵巢癌、子宮內膜癌等婦科癌症者，復發或再次罹患乳癌的機率，比一般人高約2～4倍。

●家族病史：一等親（母親、姊妹、女兒）有人罹患過乳癌，個人風險可能高出一般人2～3倍；二等親（祖母、外婆）罹患過乳癌，或家族中罹癌者當時年齡低於35歲，個人罹患乳癌的機率也會比一般人高，可能具有較高的乳癌基因遺傳相關性。

●BRCA基因異常：依據歐美國家臨床研究，經過檢測個人的BRCA1或BRCA2兩種抑癌因子異常者，可能比一般人容易發生乳癌、卵巢癌、胰臟癌、攝護腺癌（男性）。但此基因在檢測白人時（特別是猶太人）較準確，對亞洲人準確度不高。

如果符合以上任何一項條件，必須更注意自己乳房的健康情況，一定要定期做乳房篩檢，即使檢查出是良性腫瘤，也建議要定期追蹤。

【5秒快篩】乳癌10大誘因風險評核表

下列10項為臨床乳癌患者常見的共同條件，若符合其中1項就要提高警覺：

- ☐ 單側曾罹患乳癌
- ☐ 一等親或二等親罹患過乳癌或卵巢癌（祖母、母親、姊妹、女兒）
- ☐ 30歲以後才生育第1胎
- ☐ 未曾生育或未哺乳者
- ☐ 身材肥胖或體脂偏高（BMI＞30）
- ☐ 初經在12歲以前、55歲後才停經
- ☐ 日常飲食不健康
- ☐ 長期（超過10年）補充女性荷爾蒙製劑
- ☐ 經常熬夜、作息不正常與精神壓力大
- ☐ 胸部曾接受大量放射線照射（如因疾病治療）

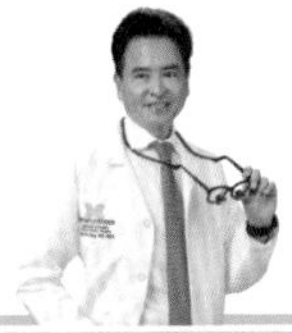

乳癌罹患率這麼高，
我需要做「乳癌遺傳基因檢測」嗎？

BRCA遺傳基因在美國占10%，台灣約占5～10%。國際巨星安潔莉娜．裘莉的母親罹患卵巢癌，阿姨罹患乳癌，兩位親屬皆為BRCA基因突變患者，裘莉本身檢查也發現自己有BRCA1突變，被醫師認為是罹患乳癌的高風險者。

但根據目前研究，BRCA1、BRCA2基因對乳癌的影響性，以白人（特別是猶太人）較準確，目前沒有明顯證據證明亞洲人的乳癌與此兩種基因有強烈關聯，檢測準確度有待更多臨床實證。若經醫師認為有必要或個人有意願做檢查，可參考以下說明再做評估：

BRCA基因是什麼？

BRCA英文取自乳癌（Breast Cancer）的單字字首，BRCA1與BRCA2屬於染色體顯性遺傳，在西方國家，如果父母有一方帶此基因，下一代獲得此基因的機率為50%，比一般人高許多。它們原本是人體的抑癌基因，能協助人體修復受損的DNA，抑制細胞異化，但如果發生損壞時就會產生癌變，特別容易形成乳癌、卵巢癌或男性攝護腺癌。目前研究指出，白人如果帶有BRCA遺傳基因，一生中得到乳癌的機率高達70%，得到卵巢癌的機率約50%，也容易比一般人在更年輕時就罹患這幾類癌症。

哪些人需要做檢測？

「遺傳基因檢測是檢查乳癌最準確的方法嗎？」、「如果我沒有家族病史，需要做檢查嗎？」對於新式的檢測法，從病患熱切的詢問中，很能感受她們對乳癌的憂慮與不安。是否需要做基因檢測，依據「美國國家癌症資訊網指引」（NCCN guideline）建議：家族內有一等親年輕型乳癌、三陰性乳癌病史、2位以上家人罹患乳癌，或是同時有乳癌或卵巢癌家族病史、家族內已知有乳癌遺傳基因等高危險群，可考慮做基因檢測，目前台灣醫界並未有共識與制定標準。

乳癌遺傳基因檢測流程

1. **檢驗門診**：了解受檢者與一等親是否罹患乳癌及婦科癌症，以及身體其他健康情況，並說明基因檢測的內容與流程。
2. **檢體採驗**：採取受檢者的血液或腫瘤組織。

 * **抽血檢測——未罹癌或腫瘤已切除者**：健康未罹癌者，想了解個人先天遺傳基因BRCA是否有突變，或曾患乳癌已治療後，想了解罹癌是否與遺傳基因有關。

 * **癌組織採驗——已罹癌者切除腫瘤時採檢**：如果本身已罹患乳

癌，在切除腫瘤組織時一併採檢，不須再抽血。

3. **等待檢驗報告**：檢體送往專門實驗室進行BRCA1（第17對染色體）、BRCA2（第13對染色體）基因變異檢測，通常約3～4週取得檢驗報告，陽性表示取樣組織有增加致癌的機率；陰性表示未檢出可能致癌的相關基因變異。

發現乳癌基因異常，該怎麼辦？

目前此檢驗法對亞洲人並未具有科學證據的文獻，在台灣如果檢查出自己帶有BRCA基因，只顯示可能具有先天罹癌的風險，不需要太緊張。請以積極的心態建立健康的生活方式，做好後天風險管理，同時，養成乳房自我檢查的習慣，每年定期到醫院做理學觸診檢查，以及乳房X光攝影或超音波檢查。是否需加做乳房磁振造影（MRI）或3D乳房斷層攝影（DBT），可與醫師討論必要性，除非例行檢查發現有異狀，一般正常情況下並不需要做超過常規的檢查。

乳癌遺傳基因的發現，確實使許多女性得以及早有所警覺，或做出積極的醫療計畫，但要提醒大家：BRCA基因並非唯一罹患乳癌的因素，把生活和心態過得健康，遠離後天人為的致癌因素，同樣也很重要。

女性荷爾蒙是美麗推手，也是殺手

女性的美麗與健康，可說成也荷爾蒙，敗也荷爾蒙，青春期胸部開始發育、皮膚的膚質、生理期、懷孕、哺乳、更年期，乃至婦科疾病、乳癌或卵巢癌的形成與治療方法，女性荷爾蒙都扮演著關鍵角色。

「美容聖物」竟然是致癌促進物!?

從青春期開始，女性的乳房受到雌激素、黃體素兩種荷爾蒙的刺激發育，這兩種激素分別與乳管上皮細胞與小葉組織的增生有關，黃體素指數過低容易引起經痛、肌瘤或子宮內膜異位症，如果症狀持續很長一段時間，建議要就醫檢查，可能需做骨盆超音波或切片，確認子宮內膜是否有增厚、細胞異常生長、子宮內膜癌前病變等問題。如果是雌激素分泌異常，容易形成乳腺腫塊，或促進乳癌的發展，分泌越旺盛，乳癌細胞就生長得越快速。若女性有月經的年期較長，例如從未生育一直維持有月經週期，或是更年期較晚，比起有過懷孕停經期間的女性，乳房受到女性荷爾蒙刺激的時間相對比較長，罹患乳癌的風險也會較高，例如以下幾種情況：

1 經期早發與晚停：女性初經12歲以前就來（現代女童常見），55歲以後才停經，長時間補充女性荷爾蒙食品、藥物或停經後肥胖者，罹患乳癌的機率較高。

2 晚生育或無生育、無哺乳：女性在30歲之後才生第1胎，或是沒生育過、沒有哺乳過的婦女，因為一直維持每個月都有月經的荷爾蒙波動，罹患乳癌的風險可能會提高2～4倍。

研究顯示，哺餵母乳能延後女性月經與排卵時間，達6個月以上可降低罹患乳癌的風險；更年期停經後，女性荷爾蒙分泌會減少或停止，這種生理狀態也有助於減少乳癌發生。另外，脂肪細胞會刺激身體產生較多的雌激素，如果為上述 1 2 情況的女性，再加上身材肥胖，罹患乳癌的風險會更為提高，體重的控制對穩定女性荷爾蒙非常重要。

罹患乳癌還可以懷孕嗎？要不要先凍卵？

以近10年研究觀察，罹患乳癌的平均年齡逐漸下降，正值生育年齡時罹患乳癌的人越來越多，加上現代許多女性晚婚，本身最佳生育年齡已經快要錯過，在此時被診斷出罹患乳癌，會非常擔心未來要做化學治療、放射治療或抗荷爾蒙治療後，想要生育可能會更加困難。現代助孕醫學發達，對想生育的乳癌患者來說是一個契機，很多人詢問，是否應該在乳癌治療前先凍卵，保留生育機會？以下建議和做法提供參考：

推估「療程後—更年期」的黃金生機

乳癌治療的完整療程可能超過一年或數年的時間，等到完成療程時，更年期到了嗎？卵巢功能還活躍嗎？關於這個問題，現在有些技術可以增加罹癌後再懷孕的機會，像是在化療期間打停經針保護卵巢，或是在治療前先凍卵（或凍胚胎）等。例如，如果是荷爾蒙陽性的乳癌病患，服用抗荷爾蒙的藥物如泰莫西芬需要5年以上，等治療完是幾歲了？要想懷孕、生育小孩的可能性有多少，需要看個人罹患癌症當時的年紀，加上治療的療程需要多少年，才能去推估懷孕成功的機率。建議乳癌確診後，還未制定治療計畫之前，就要先與婦產科不孕症或人工授精專家，諮詢最適當的凍卵時機與做法。

保存生育力：預先凍卵4步驟

女性進入青春期，卵母細胞約有40萬顆，之後隨著年紀增加，卵子數量會逐漸下降，直至更年期到來就會停止排卵，因此要把握這種生理年齡的特性，評估自己是否符合凍卵的條件。

凍卵的最佳年齡與時機

女性在35歲以後卵子庫存量就開始快速減少，所以一般建議35歲以前是凍卵的良好時機。如果卵巢曾經接受手術或是化學治療、放射治療等，也可能造成卵子數量急劇下降，甚至完全衰竭。

如果乳癌患者必須接受化學治療，使用藥劑如癌得星（Cyclophosphomide）、艾黴素（Doxorubicin）、紫杉醇（Taxane）等，建議要把握「化療前2週」的時間先接受凍卵的療程，對於日後生育功能的保存是一項極為重要的機會。

安全「取卵＋凍卵」4步驟

STEP 1 **卵子評估**：首先要會診婦產科生殖內分泌專科醫師先做評估，包括骨盆腔檢查、女性荷爾蒙評估及陰道超音波濾泡檢測，了解執行一次凍卵手術可以得到多少卵子。

STEP 2 **注射排卵針**：接受10～12天排卵針劑注射，由患者自行施打，於皮下注射Gonal-F、Puregon等藥物；另外也可選擇長效型針劑Elonva，可維持7天，減少打針次數。

STEP 3 **施打破卵針**：透過超音波追蹤，當濾泡達成熟狀態，即可施打破卵針HCG，並安排於36小時之後進行取卵。

STEP 4 **無痛取卵**：取卵手術為門診手術，需輕度全身麻醉，經陰道超音波導引輔以細針取卵，腹部有傷口，過程不會疼痛，大約20分鐘即可完成，不必住院。

依據臨床經驗，冷凍卵子1顆的臨床懷孕率約5～

哪裡可以做凍卵手術與冷凍保存？

台灣目前可以進行凍卵手術的院所，都是經過評鑑合格的「人工協助生殖技術機構」，也就是俗稱的試管嬰兒中心。評鑑合格的院所會公告在國民健康署的網站，安全性和技術都有一定水準，民眾可於www.hpa.gov.tw搜尋。

12%，視接受手術的女性年齡及荷爾蒙狀況而不同。平均而言，凍卵顆數以15～20顆成功機率較高。

凍卵主要2種方式

根據試管嬰兒專家蔡佳璋院長臨床技術，目前有2種主要的凍卵方式：

1. **慢速冷凍（Slow-freezing）**：生殖中心的胚胎師必須同時在解剖顯微鏡下，確認濾泡液中的卵子成熟度及確實數量，並在胚胎室以冷凍小管汲取，每2～4顆為1單位來進行，並迅速放入液態氮筒內，在負193℃恆溫下長期貯存。
2. **玻璃化快速冷凍（Vitrification）**：冷凍保存做法普遍用於試管嬰兒中心，目前文獻研究也多採用此種方式，最大的優勢是將來解凍的卵子存活率可達95%，精卵受精成功率約75%。

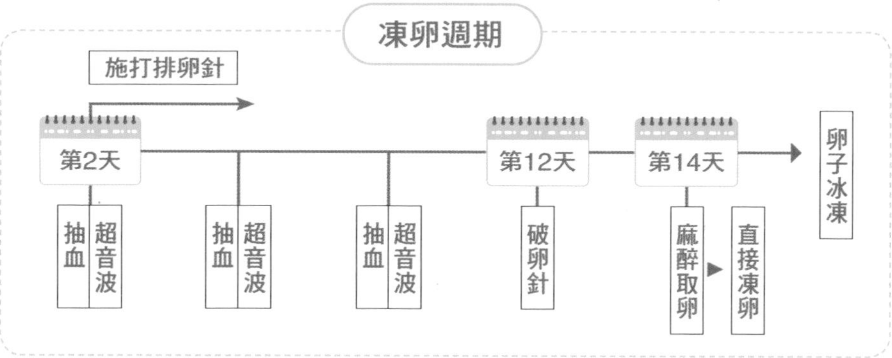

年輕型乳癌增加，台灣好發年齡比歐美提早10歲！

「我才25歲耶，怎麼可能？」當乳癌確診報告出來時，許多年輕女性患者的第一反應都是極度震驚，不敢相信自己會罹患乳癌，很多人甚至被嚇哭了，讓人看了相當不捨。乳癌不再是「婆婆媽媽」才要擔心的疾病，更不是更年期的「副產品」，近年來花樣年華、正值人生巔峰年齡罹患乳癌的消息頻傳，大眾熟知的歌手、演員、主播、星座專家等多位名人和網紅，都在很年輕的年齡就罹患乳癌，醫院門診中也不乏20～30多歲的乳癌患者前來看診，她們的共同點都是認為自己年輕，沒想到身體出現的症狀是乳癌，多數都延誤了就醫時機，等到來看診時病情已經很嚴重了，每年都不乏年輕癌逝的案例。現在全球罹患乳癌的平均年齡已下降，大家必須有所警覺：年輕不等於健康，乳癌可能離每位女性都不遠！

35歲拉警報：台灣年輕型乳癌高達美國的4.5倍

根據罹癌年齡層的調查統計，台灣罹患乳癌的高峰年齡已下修至40～50歲，而美國罹患乳癌的高峰期則是在50～60歲，台灣乳癌患者的平均年齡比美國提早了10歲之多！其實在醫療現場，我們也常看到更年輕的患者，根據年輕族群乳癌患者的研究統計，35歲以下的年輕型乳癌比例約占9%，高達美國的4.5倍；40歲以下的年輕患者約占9～10%，相較於歐美的4～5%，比例也高出近2倍之多。

「年輕型乳癌」為何比「熟齡型乳癌」不易治療？

乳癌是一種易受女性荷爾蒙影響的癌症，多數的疾病，年輕人症狀會比較輕微，治療恢復也會比較快，但乳癌情況不同。以乳癌類型和病程期數相同的情況來說，過了更年期，女性荷爾蒙較少的年長婦女，治療和恢復的效果有可能比20～30歲女性來得好。另一個原因是，年輕女性認為自己年紀尚輕，不需要做乳房檢查，或是摸到異狀時不會聯想到是癌症，通常警覺發現的期數都較晚，同時因為年輕，身體分泌荷爾蒙非常旺盛，若加上飲食不節制與環境因素，就會促使乳癌細胞惡化更快速，治療和康復的效果因此比起年長患者較不理想。

兒童性早熟、胸部有硬塊和乳癌有關嗎？

國小中高年級的小學生大約8～13歲，是乳腺開始發育的時期，在乳暈下能按觸到一個硬塊，

男性也可能罹患乳癌，莫輕忽

乳癌並非女性專屬，男性乳癌患者約為女性的1/120～1/200，以每年女性乳癌患者16000人來計算，男性患者每年約有80～130位，是很容易被忽略的一群。

⁂ 男性也有乳腺和雌激素，需要做乳房篩檢

男性體內也有少數的乳腺和雌激素、生長激素、類胰島素生長因子、睪固酮的平衡機制，若雌激素上升、睪固酮下降，則會產生「男性女乳症」，也可能罹患乳癌。目前乳癌篩檢宣導多在提醒女性，男性常認為自己和乳癌無關而疏於防範，甚至發現罹患乳癌還覺得尷尬丟臉，真正到醫院接受治療時經常都是中晚期，或癌細胞已轉移，因此治癒率可能比女性患者差。

男性的乳房脂肪和組織都比較少，比起女性，有腫塊的話其實比女性容易摸得到，做乳房X光攝影或超音波也更能清楚地檢測出早期異狀，建議男性同樣要定期做乳房篩檢。

⁂ 「男性女乳症」會變成乳癌嗎？

男性如果雌激素較高，容易乳腺增生，乳房變得肥厚柔軟，雖然數據上並未顯示會因此罹患乳癌，但雌激素較高為導致乳癌的因素之一，因此仍要留意風險。

⁂ 切除腫瘤後，男性也可進行乳房重建

男性因罹患良性或惡性腫瘤，必須以手術切除乳房時，胸部組織的缺損和外觀的改變，同樣會帶來生理和心理的衝擊，亦適用乳房重建的相關治療技術。

稍微用力壓會有點痛，這是正常乳腺發育的現象，也是女孩青春期的第一個徵兆，通常不用擔心。除非有其他異常的乳頭分泌物、乳房變形等問題，才需就醫檢查。若在8歲前就有胸部發育的現象，屬於性早熟（或乳房早熟症），現代孩童因為營養過剩與環境荷爾蒙等問題，有不少「小胖子」體脂肪過高，後天體質不佳，這也會為成年健康帶來潛在風險，建議從小就要注重飲食與體重管理。有疑慮可至小兒科或兒童內分泌科做相關診察。

身體「怪怪的」就要注意：乳房「有變化」就是乳癌嗎？

乳房自我檢查時如有摸到腫塊，先不要太驚慌，大多數的腫塊都是良性的，但是一定要到醫院做進一步檢查，不要疏忽。如果是良性腫瘤，沒有壓迫性和立即危險，追蹤觀察即可；如果檢查出來是惡性，能被自己摸出來的大小通常已非輕微，要立即就醫治療。臨床上也有許多個案一開始發現乳癌時，並不是在乳房部位發現異狀（有時自我檢查可能摸不出來，有些人也沒有定期到醫院做檢查的習慣），而是因為覺得身體「怪怪的」、「不太對勁」。有一位30多歲的女藝人就曾勇敢公開自己無意間發現罹癌的經歷，當時她覺得自己很容易累，怎麼休息都沒有改善，加上胸痛、腰痛不舒服，所以才到醫院去做檢查，當醫師跟她說是「乳癌」時，她非常錯愕，完全沒想到這些「八竿子打不著邊」的不舒服症狀和乳癌有關係。雖然乳癌最具體的症狀會以腫瘤來表現，但若是平常疏於檢查，或是癌細胞轉移表現在其他器官組織上才被發現，嚴重程度就會提高許多，因此養成平日自我檢查加上定期到醫院檢查的習慣，多重把關非常重要。乳房部位的變化性，大致可區分為生理週期變化與風險較高的異常徵兆。

乳房3個正常變化——先安心，這些和乳癌無關

平日健康的乳房在外觀或硬度上也可能出現變化，並不代表健康出問題，如荷爾蒙的週期波動、輕微發炎或老化現象，都屬於無害的變化：

1 月經期間：變硬、水腫脹痛

月經期間荷爾蒙發生變化，有些女性乳房會腫脹甚至會痛，或乳房內部出現水腫積液，摸起來好像有腫塊，這些現象等經期結束後就會自然消失，可以觀察自己乳房週期變化的規律性。

2 懷孕與哺乳期間：腫脹、分泌乳汁

婦女懷孕時，乳房的泌乳腺的數量和體積會大幅增加，因而脹大，哺乳時乳汁多為白色或極淺的淡黃色，有時可能因泌乳過多而造成乳腺阻塞，乳房出現發熱、腫脹、變硬、腫塊甚至會疼痛，當乳腺阻塞時需設法將乳汁擠出排空，可盡量哺餵母乳，或將乳汁擠出冷凍貯存備用。如果變成乳腺炎，乳房與乳頭紅腫熱痛，可能需要服用抗生素治療，需就醫診治以免感染加劇。

3 服用荷爾蒙藥物或感染時：緊實、有分泌物

服用或注射含荷爾蒙成分的藥物，如避孕藥、避孕針、補充荷爾蒙營養品，或是乳腺受到感染，都可能造成乳房腫脹、組織變得比較緊實、乳頭滲出分泌物等現象，這些並非乳癌的徵兆。

以上情況雖非乳癌，但若造成不適感或有疑慮，可至乳房外科請教醫師是否需要治療。

乳房「長這樣」就危險了：5大乳癌徵兆，立即就醫檢查

乳癌組織剛形成時，通常沒有明顯症狀，也不會疼痛。專業乳房外科醫師在門診短時間內的觸診（約1公分的腫塊可摸得出來），若腫瘤較小，一時間可能也無法觸摸到異狀，所以搭配每個月1次乳房自我檢查（約2公分的腫塊可摸出），加上每年定期到醫院做乳房X光攝影或超音波篩檢（可辨識出1公分以下的細微異狀），形成3道完善的乳癌防禦網，檢測的效果最為可靠。當癌細胞生長到「可摸」、「有感」的程度，或外觀有以下明顯的症狀，通常都屬中期了，一定要立即到乳房外科做詳細的檢查：

1 乳房形狀改變或凹陷

若發現乳房的大小、形狀改變，雙側乳房高低位置本來對稱但變得不對稱，或乳房組織間的懸韌帶受到癌細胞破壞而收縮，造成乳頭移位、乳頭凹陷或皮膚外觀變形，就要特別提高警覺。

2 乳房或腋下有腫塊

乳房或腋下有腫塊不一定是乳癌，90％以上的腫瘤是良性乳房瘤，如乳房囊腫（Breast Cyst）或纖維瘤（Fibroadenoma）。但如果已經是可以明顯摸到的大小，都建議到醫院做進一步檢查。「痛感」無法單獨用來判斷腫瘤是良性或惡性，通常良性纖維瘤不會痛，惡性腫瘤有90％也不會痛，腫瘤生長的位置或大小壓迫到或侵犯到神經，才是造成疼痛的原因。

3 乳頭有異常滲血分泌物

生理期或懷孕哺乳，正常乳頭分泌物為透明或白色乳汁；纖維囊腫或乳管擴張、發炎則可能出現黃綠色分泌物；若乳頭滲血極可能是惡性腫瘤的徵兆，要立即找乳房外科做詳細檢查。

4 乳房或乳頭乳暈紅腫潰爛

乳房皮膚或乳頭、乳暈出現不明紅腫，或經久不癒的皮膚潰爛，甚至出現異味，都有可能是受到癌細胞侵襲，必須做進一步的詳細檢查。

5 乳房皮膚變色或橘皮化

癌細胞增生會阻礙周邊皮膚的血液循環，造成皮膚顏色改變（變深或紅紫色）、纖維化、收縮變皺，整體看起來凹凸如橘皮狀，有些末期患者的症狀會穿透到皮膚層，能明確看到潰爛的傷口、聞到異味，曾有家屬憂慮地描述親人乳癌情況嚴重卻不肯就醫：「她的傷口像是爆開一樣……」、「身上常發出像木瓜腐爛的味道……」、「母親左胸前衣服經常有一塊濕濕的……」這些通常都是乳癌3、4期的症狀，請立即接受治療，延緩惡化速度，勿再拖延。

以目前的醫學治療技術，乳癌已經不是絕症，而是可以控制和早期治癒的疾病，所以只要發現自己的乳房有任何異狀，不要遲疑，也不要輕信未經醫學證實的另類療法，應立即找合格的乳房外科做進一步檢查以確認病況，給予最正確有效的治療。

乳癌篩檢要去哪裡做？

國民健康署認證的乳癌篩檢醫院多達200多家，通常大型醫療院所、所屬轄區健康服務中心、當地衛生局（所）都有提供乳房篩檢服務，包括醫師理學觸診檢查、乳房超音波及乳房X光攝影，需先洽詢預約，並於檢查當日攜帶健保卡前往篩檢。

【異常警訊】

「乳房鈣化」是乳癌前兆嗎？

聽到醫生說「你有乳房鈣化」時，先不要太驚慌，因為鈣化並不一定是乳癌。乳房鈣化大多是透過乳房X光攝影時檢查發現的細微白色點狀，有85%的鈣化是良性。但確實有部分乳癌案例是從鈣化點發展出來的，因此，鈣化可視為乳癌初期的指標之一，如乳房原位癌（0期乳癌）在X光攝影照片上，也是呈現密集細小的鈣化點。醫師會依據鈣化點的分布方向與集散特徵，詳細分辨來做判斷，若診斷為良性則後續追蹤，若需要進一步治療通常也都能預後良好，只要及早治療，即可避免鈣化點變成原位癌，或轉移成侵襲性乳癌。

乳房鈣化的原因

從乳房X光攝影檢查看到的鈣化點，大部分是以下幾種原因形成的，如乳腺組織的乳管分泌物、乳汁、囊液沉積物，或是因為纖維腺瘤鈣化、血管鈣化的顯影，若做過乳房重建手術並選擇自體脂肪移植，也可能是脂肪細胞壞死留下的殘跡，若該處為惡性鈣化點，就是乳癌細胞壞死的殘跡。

可疑鈣化點診斷與切片檢查

當乳房X光攝影的影像無法明確判別鈣化是良性或惡性時，醫師會加上超音波、粗針穿刺等輔助檢查來確認。若是高度懷疑為惡性鈣化，就會以外科手術進行切片化驗來確認。通常良性或惡性鈣化點具有幾種不同的特徵：

- **良性鈣化點**：形狀多為圓形、爆米花狀，分布比較均勻。通常醫院會建議半年或1年定期追蹤，注意是否發生變化。

- **惡性鈣化點**：癌細胞組織如果缺氧壞死，也會被X光照出如鈣化點或鈣化區塊，醫師會依據鈣化點的大小、形狀、分布的方向性來判斷是否為惡性，如果大部分沿著乳管分布，且與乳頭方向有連接的情況，就有較高的惡性疑慮，需要做進一步檢查。

乳房攝影下的可疑鈣化點

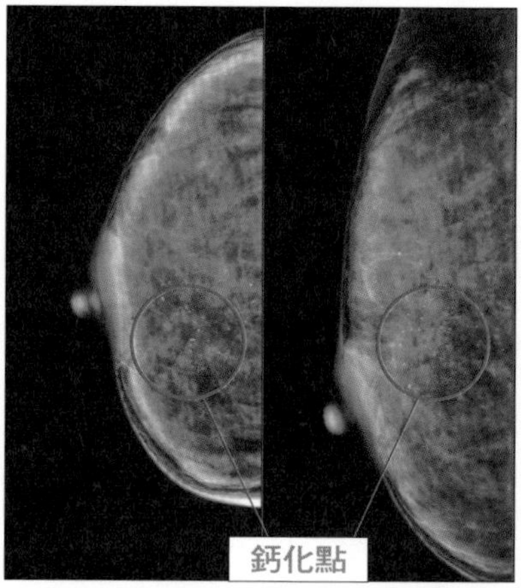

（照片提供：黃彥綾醫師）

【腫塊組織】

是良性腫瘤，就沒關係嗎？

具有明顯組織的腫塊，通稱為腫瘤，良性腫瘤與惡性腫瘤特徵相似處頗多，往往無法用自我觸摸檢查來判斷，需透過儀器檢查或穿刺、切片來診斷。雖然臨床上發現的腫塊絕大多數屬於良性腫瘤，無立即危險性，但仍建議要定期追蹤。

良性乳房腫瘤有哪些？

良性腫瘤種類頗多，常見如乳房囊腫、纖維囊腫、纖維腺瘤、葉狀肉瘤、乳腺炎、乳管內乳頭瘤、乳管內乳突瘤等，雖為良性，但有些會造成疼痛或有擴大、壓迫等症狀，或是經醫師評估未來有轉惡性的疑慮，就有手術切除之必要。

大部分良性腫瘤若是體積較小，切除後並不需要做重建，但是像葉狀肉瘤（Phyllodes tumor）常常因為長得又快又大，且容易重複發作，也可能轉為惡性，因此需做比較大範圍的切除，術後就需要乳房重建，若患者腹部、腿部等脂肪皮瓣適當，建議使用自體組織和皮膚移植的方式來重建。

良性腫瘤需要追蹤，不排除轉惡性之風險

腫瘤細胞具有生長性與轉變性，根據研究統計，曾患纖維瘤的人，之後發生乳癌的風險比一般人高出1.5～2倍；若纖維腺瘤有鈣化、囊腫、硬化性腺病、乳突樣變化，乳癌發生風險會比一般人高3倍。因此，檢查後即使腫瘤是良性的，後續也需要定期追蹤，監測其變化。

【惡性腫瘤】

乳癌期別症狀與治療成功率

乳房外科或乳房整形重建外科醫師在做理學觸診檢查時，若發現患者的乳房腫塊是固定且硬實、邊緣不規則，通常就會懷疑屬於惡性腫瘤，會再透過乳房X光攝影、超音波或磁振造影等儀器，針對可疑的局部病灶再做詳細的檢查，若能加上「粗針穿刺」或「切片化驗」，準確度會更為理想。

依據癌細胞是否轉移到周圍組織、侵犯的位置範圍來定義，乳癌可分為「非侵襲性乳癌」（Non-Invasive Breast Cancer）和「侵襲性乳癌」（Invasive Breast Cancer）2大類，病程期數分為0～4期。

非侵襲性乳癌（原位癌0期）：98%以上可治癒

乳癌0期也稱原位乳癌，或稱非侵襲性乳癌、非浸潤性乳癌，此時為癌細胞尚未擴散開來的初期階段，如乳管原位癌、乳管內乳突瘤、乳管內乳突狀原位癌、乳小葉原位癌、乳小葉侵襲癌等。以乳管原位癌（Ductal carcinoma in-situ, DCIS）為例，此階段癌細胞還停留在乳腺管內，由肌肉上皮細胞組成的「基底膜」（Basement membrane）集中包覆著，當乳癌細胞還被限制在基底膜內，未從乳腺導管擴展到其他組織部位，就比較不會進入血液或淋巴循環，也不至於出現腋下淋巴、骨骼、肝、肺、腦等遠端癌轉移。

乳癌最理想的治療時機就是原位癌這個階段，治療方式較簡單，治癒率極高。一旦檢查出罹患原位癌，一定要立即治療，永絕後患非常重要。

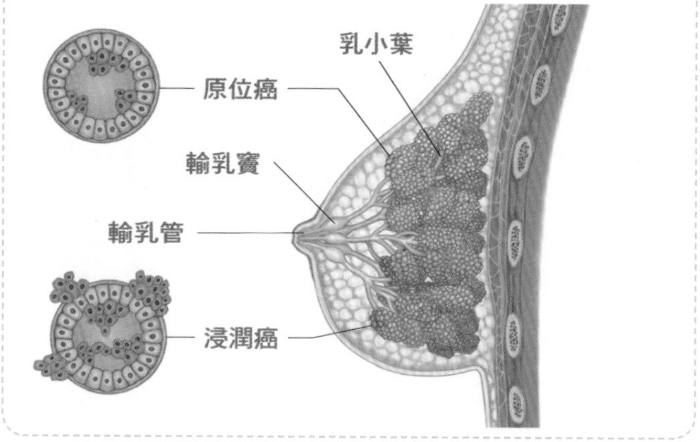

侵襲性乳癌（1～4期）：依期別治療難度提升

當乳癌細胞突破了基底膜的包覆，轉為擴散式侵犯到乳腺周圍組織時，稱為侵襲性乳癌或浸潤性乳癌，依擴散程度與腫瘤大小分為1～4期，治療方式與成功率因期別而不同。有兩種特殊類型的侵襲性乳癌為「炎性乳癌」、「三陰性乳癌」，在篩檢辨識與治療難度上都比較高。在此特別說明，患者在接受醫師的診斷和治療時，必須多些耐心、配合詳細的檢查，並確實遵循醫師安排的治療計畫，如有疑慮，亦可諮詢其他具有公信力的專業醫療團隊，尋求第二醫療意見，做為診斷和治療方法的評估參考。

容易被誤診的「炎性乳癌」

大部分的乳癌患者乳房都會出現腫塊，但炎性乳癌（Inflammatory breast cancer）通常沒有腫塊這項特徵，癌細胞被包覆阻塞在皮下淋巴管內，引起像是發炎的紅、腫、熱、痛症狀，不容易檢查出是罹患乳癌，篩檢診斷時有時會被誤以為是乳腺炎，要特別留意。炎性乳癌組織可以

乳癌期別與5年以上存活率

根據國際分類TNM系統，乳癌分成0～4期：0期為非侵襲性乳癌（原位癌），1～4期為侵襲性乳癌。（T：腫瘤的大小，N：是否轉移到局部淋巴結，M：是否有轉移到其他器官組織）

乳癌期別	病程情況	5年（以上）存活率
第0期	原位癌，此階段癌細胞仍在乳腺管基底膜層內，無擴散，幾乎都能治癒。	98%
第1期	腫瘤小於2公分，癌細胞突破基底膜侵入周圍原本正常的乳房組織，依有無腋下淋巴結轉移分為1a或1b期。	98%
第2期	腫瘤2～5公分，依腋下淋巴結、胸骨淋巴結轉移情況分為2a或2b期。	89%
第3期	乳房腫瘤變得更大，腋下淋巴結轉移數量增多，依侵犯周圍組織（如胸壁、胸骨、鎖骨周圍）或皮膚出現潰爛紅腫的轉移情形分為3a、3b、3c期。	72%
第4期	乳癌晚期，已有遠端轉移，癌細胞從乳房和周圍淋巴結擴散到身體其他器官，如骨骼、肺、肝、大腦或遠處的淋巴結。	26%

用外科清創手術來切除，加上放射線局部照射治療，由於這是屬於容易復發的乳癌類型，後續的定期追蹤很重要。

「三陰性乳癌」弱點難鎖定，化學治療成主力

三陰性乳癌（Triple-negative breast cancer）過去被視為一種很難醫治的乳癌類型，患者體內的癌細胞，對於目前乳癌治療方法所針對的荷爾蒙受體（ER、PR）、第二型人類表皮因子受體（HER2）3種受體，檢測結果皆呈陰性反應，相應有效的治療方式就變得非常少，使用抗荷爾蒙療法或標靶藥物的治療效果，都沒有其他類型的乳癌好，所以三陰性乳癌無論期別，目前皆以全身性化學治療為主，或輔以免疫療法。

常聽到「5 年存活率」，是只能活 5 年嗎？

目前癌症治療效果的推估，以5年存活率來表示，字面意思常被誤解甚至讓人心生畏懼，特別在此說明。5年存活率，是指癌症病人經過治療後，平均可存活「5年以上」的比例。有些人經過5年後，癌症被治癒，已驗不出癌指數；有些人的體內仍有癌細胞，但同樣能正常生活。目前乳癌治療對病情的控制越來越進步，治療後存活超過15年、20年，甚至活到90幾歲的患者也很多。

乳癌確診，是這樣診斷出來的

無論是自己做乳房檢查時摸到腫塊，或是經由乳房X光攝影、超音波檢查發現異常影像，都要謹慎地再做詳細的複診，避免假陽性或假陰性誤判的可能，另可做乳癌癌症因子抽血篩檢，檢測CA153（乳腺上皮之細胞膜醣蛋白）及CEA（血液中細胞泌出之微量蛋白質）兩種癌症指數，檢測結果可輔助其他檢查方式做綜合判斷。目前要確認腫瘤為良性或惡性，確診依據以「病理切片報告書」的結果為主。

如果診斷結果是「良性」，那真是好消息，後續要做的是定期追蹤；若腫瘤切片「確診乳癌」，會先採集病患的血液化驗分析（再做部分切除或全切除手術），以做為精確的治療分類，選定治療藥物與排定治療流程。患者取得的病理切片報告樣式，可能依各醫療院制定而略有差別，但檢驗的標準是相同的。

當乳房X光攝影發現病灶時

①再次複檢：從疑似罹癌的單邊乳房左右側面、上面往下等多面角度拍攝，放大病灶部位，詳細觀察鈣化點的分布，或乳腺管、乳小葉、乳房脂肪與筋膜的異狀表現。

②取樣化驗：如果認為是可疑的鈣化或腫瘤，可用立體定位做「粗針穿刺」，取出局部的病灶組織送病理科化驗，必要時再以手術做「切片化驗」。

另外也可選擇以乳房超音波檢查相互印證。

當乳房超音波檢查發現病灶時

①再次複檢：對於可疑病灶部位再次做超音波導引探查，局部放大影像，詳細觀察鈣化點或乳腺管、乳小葉、脂肪與筋膜的異狀表現。

②取樣化驗：認為可疑的乳癌病灶，會以「細針抽取細胞」或「粗針抽取組織」送病理科化驗，必要時以手術做切片化驗。

另外也可選擇以乳房X光攝影檢查相互印證。

以上兩種複診方式，可能有兩種結果：

① 排除罹癌可能：良性腫瘤 ▼ 安排後續回診追蹤。

② 確診罹患乳癌：惡性腫瘤 ▼ 醫師研議治療計畫，與患者討論實施療程。

傳統確診檢查的流程，如果腫瘤為高度可疑，即可能直接切除腫瘤後再送化驗。現在的確診流程中，則多以先擷取小部分組織檢體的方式，如粗針穿刺、切片化驗，待化驗結果出來審慎評估後，再規劃必要的腫瘤切除手術或採取其他治療法，減少偽陽性的個案和非必要的手術。

因新式乳房檢查設備功能日益強大，醫療院所也可能會建議民眾使用解析度與精密度更高、侵入性更少、更快速便捷的儀器，來進行乳癌確診複檢，患者可與醫師討論個人病情，尋求最適當的複查方式。

檢測乳癌細胞3受體，可做為個人最佳治療計畫的參考

目前乳癌的確診方式主要以切片化驗結果為主，檢測出乳癌細胞的3種受體分別呈現為陽性或陰性，醫師據此為患者量身設計符合個人需求的乳癌治療方案，這3種受體包括動情激素受體（Estrogen receptor, ER）、黃體激素受體（Progesterone receptor, PR）與第二型人類表皮因子受體（Human epidermal growth factor receptor2, HER2），4種可能的檢測結果與乳癌治療策略如下表：

檢測結果	主要治療法（會評估療效做必要調整）	台灣病患概率（%）
ER、PR陽性、HER2陰性	抗荷爾蒙療法為主，晚期可能加上化學治療	65%
ER、PR陰性、HER2陽性	化學治療、抗HER2標靶治療	20～25%
ER、PR、HER2皆陽性（三陽性乳癌）	化學治療、抗荷爾蒙治療、抗HER2標靶治療	
ER、PR、HER2皆陰性（三陰性乳癌）	化學治療為主，或輔以免疫療法、口服抑制劑	10～15%

最新乳癌篩檢6種方式：「早期發現」很重要

根據臨床研究，乳癌最大的治癒關鍵在「發現時的期別」，能夠越早發現，治療康復的效果就越好。美國多數女性在例行婦科檢查時，就會同時做乳房X光檢查，乳房篩檢十分普及且方便。台灣乳癌已國病化、年輕化，甚至罹癌平均年齡比歐美提早10歲，實在必須提高乳房檢查的便利性。目前乳房檢查的儀器非常進步，即使是傳統常規使用的乳房X光攝影，檢出率也高達90%，新研發的高階檢測儀器敏感度更高、影像更清晰、數據運算更快速，要做到精準診斷已非難事。一定要養成定期乳房篩檢的習慣，在癌症未形成明顯腫塊前就先把它揪出來，不僅治療方式較簡單、療程較短、藥物副作用和心理壓力都會少很多，康復的整體效果也會更加理想。以下介紹6種目前常用的乳房篩檢方式：

1 〔每月必做〕乳房自我檢查：摸、捏、擠怎麼做才正確？

關心自己的乳房、提高警覺，是防治乳癌最基本的功課。但長年來臨床研究發現，乳房自我檢查（Breast self-exam, BSE）的推廣效果不佳，民眾自行施作的盲點比較多，一般人未受過專業訓練，檢查的動作通常做不到位，能發現異狀大部分都在乳癌2期的階段了，比歐美國家普遍使用儀器檢查的發現期數來得晚，治療難度和效果也因此受影響。所以，自我檢查比較適合當成每年乳房X光攝影或超音波檢查的輔助把關方式。

步驟1：以坐姿或站姿面對鏡子，肩膀放鬆，雙手自然下垂或插腰。

步驟2：觀察乳房及乳頭的大小、形狀、高低是否對稱，有無異常的膚色改變、紅腫、潰爛、隆起或凹陷；高舉雙手手臂，重複觀察，再次檢視是否有異狀。

步驟3：手指略施壓力擠壓乳頭，看看是否有滲血等異常分泌物。

步驟4：將左手枕在後腦勺，右手檢查左乳，以乳頭為中心順時鐘方向由上往下，手指併攏用指腹來按壓，檢查整個乳房有無腫塊。換右手枕在頭後，左手檢查右乳。

步驟5：沿著鎖骨凹處往下方檢查至肋骨下緣，再從腋下往乳房上方按壓到乳溝處，然後從乳房上方延伸至頸部及耳後，檢查頸部淋巴結有無腫塊，最後兩側腹股溝（鼠蹊部）也做按壓檢查。

生理期檢查時機：年輕女性每個月月經後第7～14天較適合自我檢查，這時候的乳房比較不會腫脹，也變得比較柔軟，容易按壓探查到深處的乳腺組織。

更年期後的檢查：已無生理期的停經女性，胸部比較不會受荷爾蒙變化而腫脹變硬，每月可固定找一天進行乳房自我檢查。

20・30・40 乳房健康檢查 3 層防護網

❶ 乳房自我檢查：

建議20歲以上女性每月做1次，參照本書學習正確的檢查技巧。能自我發現的腫瘤通常約2公分。

❷ 醫師觸診檢查：

建議30歲以上女性每年做1次，由乳房外科醫師進行理學觸診檢查。通常能發現的腫瘤約0.5～1公分。

❸ 乳房X光攝影或超音波檢查：

建議40歲以上女性每年做1次，2種檢查可隔年輪替，一年做X光攝影，一年做超音波。此2項儀器檢查能發現的腫瘤約0.5公分以下，包括極細微的鈣化點。

以上3種檢查互相輔助，可有效減少假陰性的漏洞，當檢查結果有疑慮，必須進一步確認時，醫師會安排詳細的局部複查，或視必要性加做乳房磁振造影（MRI）、3D乳房斷層攝影（DBT）、粗針穿刺或切片等高階儀器的檢驗以確認病灶屬性。

迷思解誤

乳房自我檢查通常做「不到位」，假陰性多

大部分的人並沒有受過專業理學觸診檢查的訓練，平常自己在做乳房檢查時很可能出現「假陰性」，能被發現的腫瘤通常都是2公分或2期乳癌以上，難以達到「早期發現」的效果，所以不能當成乳房檢查的主要方式。每年要搭配找乳房外科醫師做觸診檢查，並透過X光、超音波等影像儀器來篩檢。

2 〔每年定期做〕乳房X光攝影檢查：原位癌偵測利器！揪出微小鈣化病灶

- 能發現極細微的乳癌病變線索，篩檢率高達90%
- 具低劑量輻射，懷孕和哺乳婦女可改做超音波檢查
- 檢查方式需壓迫乳房，可能產生疼痛感，有些人會排斥此檢查

在傳統的乳房檢查儀器中，乳房X光攝影（Mammography）是最多研究證據公認能有效發現早期乳癌病灶、降低死亡率的檢查工具，也是政府補助大眾受檢的乳房篩檢方式。X光攝影的特點是對於微小的乳房鈣化影像非常敏銳，能捕捉到比0.5公分更細微的異狀，有助偵測出原位癌（0期乳癌），初期乳癌如果只靠自我檢查、醫師觸診，其實並不容易完全被發現。乳房X光攝影的其他

優點，還包括費用較便宜、檢測快速，為目前醫界乳房相關疾病常用的檢查儀器，建議每年做1次檢查。

檢測快速，但擠壓會有痛感

乳房X光攝影進行取像時，會以壓迫板把乳腺組織盡可能壓扁攤平，讓乳腺分布較平均，避免過多乳腺組織重疊而遮蔽病灶，無法被拍攝到，這種檢查方式在擠壓的過程可能會帶來些許疼痛不適感。

經期後1週檢測較準確

女性在月經期間，乳房容易受荷爾蒙影響而腫脹，不易壓扁攤平，對擠壓的疼痛感可能也更敏感，建議經期來後7～14天，乳房比較不腫脹時再做檢查。乳房X光攝影具有低劑量輻射，如有考慮懷孕或正在懷孕期間的女性，可與醫師討論改採其他無輻射的方式做檢查。

緻密型乳房可能出現假陰性

乳房X光攝影的敏感度與乳腺組織的緻密度有絕對關係，乳腺組織比較稀少，或是檢查時乳房的壓扁攤平效果較好時，X光攝影判別的敏感度可高達90%；若是乳腺較多的女性，檢測影像的敏感度則可能降低至62%左右。據臨床研究統計，目前乳房X光攝影平均約有15%的乳癌無法偵測到，宜配合定期的醫師理學觸診檢查。有家族病史或遺傳基因者，可加做超音波檢查，提高篩檢的準確度。

乳房X光攝影檢查的注意事項

- 乳房X光攝影檢查需脫掉上衣，受檢時勿穿著連身衣裙。
- 檢查當日不要在乳房和腋下塗抹乳液、粉劑、除臭劑等，以免攝影時產生假影。
- 做過胸腔手術、乳房重建或整形、有安裝心臟節律器等人工物者，原則上還是可以進行X光攝影檢查，但要提前先告知放射師，調整檢查的擠壓手法，並注意影像判讀避免偽陽性。
- 已懷孕或有懷孕可能性的婦女，也要提前告知放射師，以便做適當的防護措施（亦可由醫師評估改做超音波檢查）。

免費篩檢：政府補助定期乳房篩檢

政府補助45~69歲女性民眾，以及40~44歲有乳癌家族史的女性，每2年1次免費乳房X光攝影檢查。

迷思解誤

只做「政府免費補助」的篩檢還不夠？

錯誤觀念：「有補助的篩檢」不等於「該做的篩檢」，以下幾個重要的觀念需釐清：

× 政府補助「2年『免費』做1次」↓「2年只做1次」檢查。

× 政府補助乳房X光攝影檢查↓只要做乳房X光攝影這一項檢查。

× 政府從45歲開始補助檢查↓45歲才需要開始做乳房檢查。

正確做法：台灣乳癌發生率已成女性癌症第1位，且有年輕化現象，篩檢頻率、使用的儀器都應視個人體況與風險背景做調整：

○ 30歲以上女性應每年做1次乳房X光攝影或超音波檢查。

○ 懷孕或無法承受微幅放射照射量者，可改做超

什麼是「緻密型乳房」？為何罹癌機率較高？

根據臨床研究發現，亞洲女性包括台灣，以及比較年輕的女性，很多都屬於「緻密型乳房」，即乳腺組織的密度較高，病灶容易被密集的乳腺組織覆蓋和隱藏，使用乳房X光攝影不易檢查透徹。而且緻密型乳房本身也是一個獨立的乳癌風險因子，乳癌發生率是非緻密型乳房的4～6倍，因此建議除了乳房X光攝影，可再加做超音波檢查，若發現可疑腫塊，需再進一步做粗針穿刺或3D乳房斷層攝影（DBT）、乳房磁振造影（MRI），必要時加做切片化驗，以提高診斷的準確性。

音波檢查。

○ 曾罹患乳癌、有家族病史或基因檢測異常者，經醫師評估需加做其他高階檢查。但每月乳房自我檢查、每年乳房外科醫師觸診檢查仍須維持。

3〔X光攝影升級版〕3D乳房斷層攝影：多角度擷取影像，透析度提升，降低偽陽／偽陰機率

- 改善傳統2D顯影受到組織重疊遮蔽的誤差
- 夾壓板施力減輕，檢查時不再疼痛不舒服
- 可協助粗針穿刺定位，若需切片時可不做此項直接切片

3D乳房斷層攝影（Digital breast tomosynthesis, DBT）基本上就是乳房X光攝影的進階版，照相的擺位和傳統檢查大致相同，最大差別是機器上方發射X光的球管，會順著不同角度對乳房進行取像，形成更多張、更多切面的詳細影像資訊，改善傳統2D影像不易看透深層乳腺組織的缺點，能提供醫師更準確的病況判斷。

突破2D影像，提高30%乳癌檢出率

3D乳房攝影與傳統乳房X光攝影相比，可提高乳癌的檢出率約30%，過去因為影像資訊不足、不清晰而無法明確判讀結果，需請病人回診重做複查的比率也降低了約20%，目前在國際間被視為最能降低死亡率的篩檢工具，對於乳房組織中細微的異常變化更加敏銳，判讀結果準確度極高。但由於設備較昂貴，並非每間醫療院所都有設置。

減少偽陽性、偽陰性的風險

傳統乳房X光攝影機型已可偵測到乳房的鈣化點或微小腫瘤，但仍有約10~15%的乳癌無法被偵測到，造成所謂的「偽陰性」（有腫瘤卻沒檢出）。另外，緻密的乳腺組織若因檢查時壓扁攤平不均，也可能在乳腺重疊的狀態下導致「偽陽性」的判讀（看見陰影但並不是腫瘤），使受檢者飽受

X光攝影和3D乳房攝影下的乳癌

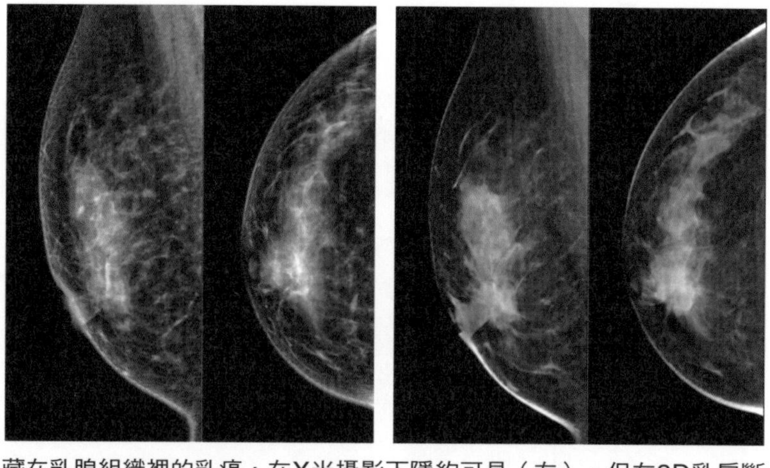

藏在乳腺組織裡的乳癌，在X光攝影下隱約可見（左），但在3D乳房斷層攝影的影像下變得非常清晰（右）。（照片提供：黃彥綾醫師）

精神壓力，甚至衍生後續不必要的治療措施。3D乳房斷層攝影透過更先進的圖層技術，分開重疊的乳腺組織影像，異常的病灶更容易被檢出，在歐美國家已經成為乳癌篩檢與診斷的新趨勢。

乳房重建或整形後亦適用

3D斷層攝影在進行乳房檢查時，做法和傳統X光攝影相似，需擠壓攤平乳房，但由於攝影取像技術提升，不只可以減輕對乳房的施壓力道，也能同步取得比過去更多的檢查資訊。若是做過乳房重建植入義乳的病患，在檢測時要先告知放射師，放射師會藉由特殊手法，在壓迫板下暫時推移調整義乳矽膠袋的位置，再對保留的軟組織進行檢查。義乳重建並非2D或3D乳房X光攝影的禁忌，乳房重建過或整形過的患者，仍需接受定期的乳房篩檢。

4 〔每年定期做〕乳房超音波檢查：緻密型乳房首選，分辨良性惡性腫瘤更清晰

- 對囊腫、纖維腺瘤、惡性腫瘤辨識度高
- 無輻射線問題，懷孕、體弱、各年齡層都適用
- 無法偵測出細微癌前病變，宜與乳房X光攝影搭配檢查

臨床篩檢發現，比起只做乳房X光攝影，搭配乳房超音波檢查（Breast Ultrasound）可以檢

測出更多的緻密型乳癌病患，且多為0～1期，雖然微小的鈣化點可能偵測不出來，但直徑小於1公分且尚未淋巴結轉移的乳癌篩出率很高，顯示對於發現「早期乳癌」有很好的成效。另一項優點是超音波檢查沒有輻射線問題，幾乎任何年齡和病況都能使用，與乳房X光攝影是目前台灣常規檢查最主要的2種方式。

年輕乳房、緻密型乳房適用

乳房超音波特別適合30歲以下的年輕人，以及各年齡層緻密型乳房的受檢者，此兩類女性的乳腺較多且緊密，超音波比起X光較不會受層疊的組織干擾，能照出的影像更清晰，因此也被視為乳房X光攝影的最佳替代篩檢工具。不過，超音波與乳房X光攝影相比，更需仰賴操作的醫護人員本身經驗與技術，所花的檢查時間也比較長。

對腫瘤結構、良惡性分辨更清楚

乳房X光攝影vs超音波檢查比較

乳房X光攝影		乳房超音波	
優點	缺點	優點	缺點
① 便宜 ② 快速 ③ 易發現原位癌和微小鈣化	① 檢查時可能疼痛 ② 組織太過緻密、乳房太小者不適用 ③ 有輕微輻射曝露	① 無輻射線暴露 ② 檢查時不會疼痛 ③ 緻密型乳房、乳房較小皆適用 ④ 對腫瘤特徵辨識度高	① 耗時（2側檢查約20～30分鐘） ② 成本略高 ③ 對微小鈣化不敏感

乳房超音波可以藉由測量病灶的硬度彈性和構造細節，來辨認病灶組織是良性或惡性，如分辨腫瘤是良性纖維腺瘤、單純囊腫、纖維囊腫，或是組織緊密、實心的惡性腫瘤等構造型態，提供更準確的診斷依據，醫師可以據此判斷是否需要再做粗針穿刺或切片化驗。

無痛檢查，無輻射傷害

乳房超音波比起X光攝影更能被大眾接受，有2個原因：一是檢查方式不用擠壓乳房，不會有疼痛感；二是沒有輻射疑慮，可做為懷孕期或育嬰哺乳階段乳房檢查的首選，也適合臥病在床、身體虛弱，或癌症治療後需要追蹤檢查的病患使用。乳房較平坦，或以乳房X光檢查方式不便者，亦可採用超音波檢查方式。

乳房X光攝影和乳房超音波檢查的比較

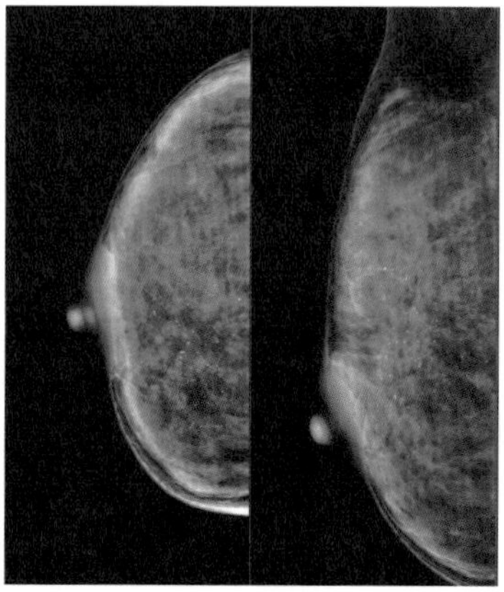

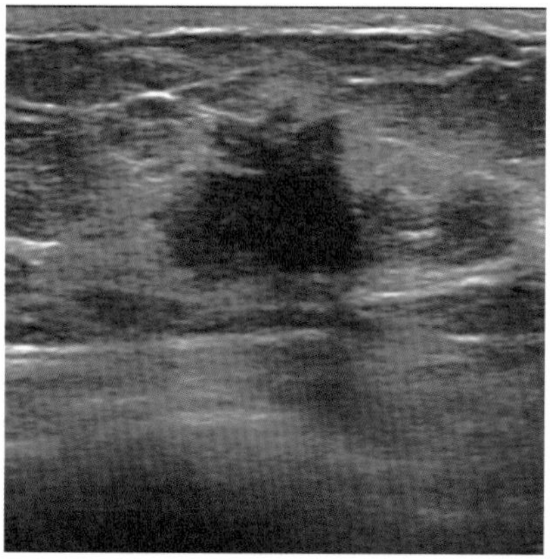

乳房X光攝影下的微小鈣化點（左），乳房超音波下的惡性腫瘤（右）。
（照片提供：黃彥綾醫師）

5 〔超音波升級版〕3D自動化乳房超音波：高效能快速資訊比對，全形掃描零死角

- 快速掃描系統，分析運算乳癌影像約6～8分鐘
- AI人工智慧輔助運算，提供充分資訊利於精確診斷
- 完美吻合不同乳形，病灶檢出率更精準

傳統超音波檢查因為沒有輻射線，影像清晰，一直是乳房X光攝影檢查的替代或輔助首選，3D自動化乳房超音波（Automated breast ultrasound, ABUS）不僅在解析度方面更為提升，更為完善的掃描模式設計，也改善了傳統人為手動操作可能產生的檢查疏漏，以及檢查結果不穩定、假陰性等缺點，提供乳房檢查更為理想的新選擇。

完美服貼乳房曲線，不受乳形影響

3D自動化乳房超音波儀器，最大改良特色在於更能服貼受檢者的乳房輪廓，檢查結果較不受乳形影響，音波探頭也加大加寬，約為傳統手持式超音波的3倍，在多次的掃描過程中可獲取大量的乳房組織影像，且影像數據經電腦精密比對，檢測結果精準度提升。

儀器掃描均質穩定，降低人為操作疏漏

傳統超音波檢查是由專業檢測人員手持超音波探頭，在乳房皮膚上滑動，檢測結果易受操作者個人經驗與手法所影響，或因為受檢者乳形關係，有些細微角度易掃描不確實。3D自動化機型具有電腦掃描的均質性，所有乳腺和軟組織狀態幾乎都能一目了然，無所遁形。

科技自動化，仍需專業醫師判讀

電腦科技的主要優勢在於影像解析度與數據計算效率的提升，應用在乳癌檢查，能更快速篩選出「符合正常條件」和「具有乳癌疑慮」2組受檢者的圖像資料，然後把後者的資訊交由醫師，由醫師做進一步的專業判讀，能為醫師節省許多收集統整病情資訊的時間。醫師在治療方法的計劃與病人溝通方面能投入更多心力，使醫療效能最大化。

迷思解誤

AI智能醫療會比人類專家精準嗎？

在醫療科技化的趨勢中，要注意的是「資訊精準」與「資訊判讀」是兩回事。藉由高度電腦化的乳癌篩檢儀器，提供更清晰、豐富的病患檢測資訊，確實有助醫師更快速、精準地辨識出乳癌患

者，及時給予正確的診斷與治療。然而，乳癌成因複雜，病人生理與心理狀態、病程演變等個人化差異很大，對於判讀的結論、治療策略、療程中彈性調整的需要，都必須由專業醫師來執行，「AI人工智慧系統＋專業醫師」是最完美的醫療合作方式，人工智慧可補足人為操作可能發生的疏漏，但AI絕無法單獨替代醫師執行問診與治療。

6 〔精密高階診斷〕乳房磁振造影檢查：高敏高清影像解析，早期侵襲性乳癌確診利器

- 可協助其他檢查不明確之個案，辨識腫瘤良惡性正確率極高
- 能精確判讀腫瘤位置，有利擬定治療計畫與療效追蹤
- 特殊垂懸檢查，不必擔心乳房填充物阻礙或破裂

乳房磁振造影（Magnetic resonance imaging, MRI）具有優異的影像品質，用來做乳房篩檢或乳癌治療的療效追蹤都很適合。與前幾項儀器比較起來，優勢包括影像敏感度最高、無游離輻射、提供3D影像清晰度極高，假陰性、假陽性風險大幅降低，檢查方式不會有任何擠壓，只需採趴姿讓乳房自由垂置於線圈內，不會有疼痛感，乳房重建或整形有填充物者，不用擔心可能因檢查擠壓而破裂。此項檢查目前要自費，若有適當病症則可申報健保，需要等待檢查的時間，有些醫院

需2～3個月。

可精確評估腫瘤大小、位置範圍

乳房磁振造影是利用外加磁場的原理，當腫瘤細胞不正常增生時，會與正常乳腺組織產生不一致的顯影，利用這種特性來發現病灶和腫瘤。當其他檢查工具無法找到確切的病灶位置時，乳房磁振造影能提供臨床醫師極為精確的資訊，以決定乳癌治療與手術細節。

靜脈注射影劑，特殊體質須注意

實施乳房磁振造影檢查時，通常需要在靜脈注射顯影劑，放射科醫師會監控患者血流灌注的情形，以詳細分辨病灶究竟是發炎或是腫瘤，明確定性。有些人擔心顯影劑是否對身體有不良作用，其實這在臨床經驗上屬於低風險的醫療措施，若本身為重度腎臟病、嚴重心血管疾病或藥物過敏者，要特別告知醫師，必要的情況下可以考慮替換其他檢查方式。

監測義乳、診斷乳癌，解決高難度問題

對於比較難辨識定論的乳癌檢查個案，磁振造影是重要工具。目前美國癌症協會與美國放射學

會建議以下幾種情況，可使用乳房磁振造影為檢查方式，包括：終生乳癌風險大於20%的高危險群；30歲前有接受過胸腔輻射線治療者（通常是淋巴癌的治療），可由醫師評估是否每年接受乳房磁振造影檢查。另外，緻密型乳房在其他影像檢查方式的效果比較下，以乳房磁振造影所能得到的乳癌額外檢出率為最高，建議可每4年做1次檢查。

乳房重建後，同樣可用磁振造影來監測義乳的完整度，檢查是否有破裂出膠的情況發生，同時觀察癌細胞是否沿著皮膚或在肌肉層復發，這些狀況，目前磁振造影都能夠清楚檢出。

需要注意的是，任何一項檢查方式都可能有偽陰性、偽陽性的個案發生，因此篩檢方式可以每年輪替，一般來說，健康者、非高危險群、非乳癌追蹤者，不用做超過常規的儀器檢查與次數。同時在每一次定期的醫師觸診和儀器檢查之外，若是居家自我乳房檢查時發現任何異狀，一定要盡速就醫做詳細的複檢。

抽血檢驗癌症指數 CA153、CEA

抽血檢驗是一項方便的癌症篩檢方式，只需抽取約2cc血液，檢驗CA153（乳腺上皮之細胞膜醣蛋白）及CEA（血液中細胞泌出之微量蛋白質）2種癌症指數，身體有乳癌、肝癌、胃癌、大腸癌、子宮頸癌、胰臟癌等癌細胞或器官組織發炎，CA153及CEA指數就會上升。但抽血檢查的結果不具專一癌種的指標性，僅適合做為其他乳癌篩檢工具或追蹤期的綜合判斷。目前有新研發專對乳癌的血液檢驗技術，臨床尚未普及。

【讀者最想問】乳癌診斷和檢查的Q&A

Q1：乳房的大小和乳癌罹患率有關係嗎？

A：一般人認為胸部大的女生比較容易罹患乳癌，但西方女性普遍比東方女性胸部豐滿，罹癌率並沒有比較高。乳癌和環境化學汙染、荷爾蒙、遺傳、肥胖、飲食等因素也有關，根據臨床研究，胸部大並不會增加乳癌發生率，但若是身材肥胖而胸部大，就確實會增加乳癌的風險，因為「脂肪」是造成初期癌變和促進癌症進展的元凶之一；另一方面要注意的是「乳房密度」，緻密型乳房者務必要做定期乳房篩檢。

Q2：乳房有腫塊，但摸起來不會痛，應該不是乳癌吧？

A：痛感是神經受到壓迫或神經發炎產生的反應，良性腫瘤或惡性腫瘤都有可能。在乳房檢查時摸到腫塊，不能用「壓到會不會痛」來斷定是良性或惡性，惡性腫瘤還小的時候也不會痛，若大到一定程度，壓迫到周邊組織或皮膚的神經，就會產生痛覺，但那時期數都比較晚了。

所以只要是在乳房、腋下發現顆粒或腫塊，就要盡早找專科醫師做進一步檢查。

Q3：親自哺乳，較不會得乳癌嗎？

A：女性經期、懷孕或哺乳與否，會影響荷爾蒙中雌激素的波動，但這並非造成乳癌的唯一因素，哺乳引動的泌乳激素也不是誘發乳癌的原因，乳癌發生是多方因素造成的。哺乳尚未被證實對乳癌有誘發或抑制的效果，但哺乳的時間若較長，會延後月經與排卵發生，身體有一段時間免於荷爾蒙的強烈刺激，確實有助於減少乳癌發生機率與癌細胞生長的速度。

Q4：做乳房X光攝影檢查會痛，可不可以只做超音波檢查？

A：這2種檢查各有優勢與可能的盲點，超音波無法發現較細微的癌變和鈣化點，所以建議最好2項都做，可每年輪替，檢查結果相輔相成才能更準確。除非懷孕、哺乳期或身體疾病，連低輻射量都不能接受，可與醫師討論，暫時改以超音波或其他無輻射的檢查方式來替代。

Q5：為了乳癌篩檢更準確，是否該常做高階的精密檢查？

A：一般人不建議做超過常規的過度檢查，根據輻射量的估計，有些類型的儀器檢查做得太多，得到癌症的機率反而可能增高，例如正子斷層掃描這類檢查，身體所承受的輻射量可能遠高於傳統X光攝影的55倍。一般情況下，一年1次乳房X光攝影，或另一年改採乳房超音波輪替檢查即可。除非本身具有本章所述10項危險因子，如單側曾罹患乳癌或有家族遺傳病史，或是基因檢測發現有BRCA變異者等情況，經醫師建議，才需要考慮磁振造影等高階檢查。

Q6：切片檢查會造成癌細胞擴散嗎？

A：切片檢查或切除手術都是侵入式的診斷和治療動作，但是並不會導致癌細胞擴散。而且就乳癌治療的必要性，必須先有切片化驗，確認腫瘤屬性及荷爾蒙的狀況、期別，才能決定後續的治療方式，因此無須因為擔心而不去做必須的切片檢查。

註：以下個案為作者長年任職林口長庚醫院之病患經驗分享，作者現任安德森整形外科診所院長。

【病友見證分享】

乳癌治療臨床案例①

CURE CASE

在美國例行乳房X光攝影檢查發現異狀、切片確診，回台灣治療與乳房重建

早期發現，是最大的幸運

患者／克萊兒

我是個在美國旅居快20年的人，從20幾歲出國讀書，找工作，結婚，生子，20年來汲汲營營，好像沒有真的正視自己的健康，生活被工作、家庭、小孩充滿，日子就在平凡忙碌中過著。兩年前，本以為就是一次例行的乳房攝影檢查，一通醫院打來的電話，打亂了原本的生活，永遠記得那天，

- ◇ 罹癌年齡：44歲
- ◇ 癌種期別：乳小葉癌1期
- ◇ 切除手術：右乳全切（乳頭保留式切除）
- ◇ 乳房重建：立即性自體組織移植（深下腹動脈穿通枝皮瓣）
- ◇ 其他治療：抗荷爾蒙治療（泰莫西芬）

成功抗癌至今2年

醫院人員跟我說切片結果顯示我得了乳癌，我腦筋一片空白，只能顫抖地寫下一堆醫院人員說出我完全不懂的英文單字，約好下次回診乳房外科醫生，可以討論治療計畫。掛上電話，還是不敢置信我得了癌症，腦子裡想到我還有兩個小孩，他們都還小，我還想看著他們長大。把這個消息告訴了先生，我們的生活好像一夕之間被打亂。再加上我們本來早就計劃好1個月後要回台灣短居半年，機票、工作、小孩學校也都安排好了，一時之間突然不知該如何是好，我要繼續待在美國治療，還是按照原定計畫回台灣，然後在台灣尋找治療？

正當我不知所措時，我的妹妹正好從台灣打電話給我，我跟她說我得了乳癌，她立刻說：「妳本來就要回台灣，那妳回台灣治療好了，我們還可以照顧妳，還可以幫姊夫照看小孩」。決定要回台灣後，妹妹幫我找醫生，很幸運地找到了長庚醫院乳房外科的陳訓徹醫師，更幸運的是經由陳醫師的推薦，我找到了整形外科的鄭明輝醫師，執刀負責我的乳房重建。

雖然沒那麼幸運地得到了乳癌，我有時也想著為什麼是我生病？但想想，幸運的是我的乳癌是早期發現，還有我找到了好醫師，鄭明輝醫師的專業和高超的醫療技術，讓我雖然經歷了乳房全切，但立即的乳房重建讓我還能有自信，沒有那種失去乳房的感覺。我重建的乳房無論在外觀上，或手術疤痕，都非常地自然，讓我在對抗癌症的同時，也還能保有女性的自信，這對我心理上的幫助非常大。

非常感謝長庚醫院整形外科和乳房外科的醫護人員，我在治療期間得到了非常專業細心的照護。更感謝鄭醫師的專業知識和視病猶親的態度，讓我在抗癌的路上更有信心。

CURE CASE

乳房自我檢查發現異狀，經醫師觸診＋切片確診後，啟動治療與乳房重建

歷經人生最長卻是最安心的乳房重建手術

患者／游小姐

身為腫瘤科護理人員的我，從學生時期接觸臨床便都待在血腫科，因此對癌症是再熟悉不過，平常身強體健的我，連感冒都非常少，但在2019年歷經我人生中最重要且最漫長的手術……。

2019年應該是我這輩子最難忘的一年，1月爸爸因為肺癌離開，在我們辦完爸爸的告別式之後，2月我的

◇ 罹癌年齡：40歲

◇ 癌種期別：乳癌0期（原位癌）

◇ 切除手術：右乳全切（皮膚保留式乳房全切除）

◇ 乳房重建：立即性自體組織移植（深下腹動脈穿通枝皮瓣）＋乳頭重建＋乳暈刺青手術

◇ 其他治療：抗荷爾蒙治療（泰莫西芬）

成功抗癌至今4年

右乳房出現咖啡色分泌物，我便觸診乳房，果然摸到一顆米粒小的硬塊，身為護理人員的我知道不對勁了，在這之前的前3個月我是有做例行性乳房檢查的，但當時未發現任何異樣，因此當下馬上掛最快能看到診的醫師，當她幫我觸診時，便跟我說有可能是了，因此當天晚上幫我加排細針切片檢查，因為希望能盡快知道結果，便請同事幫我查看報告，當下看到是malignant，我初步評估因為腫瘤小，很可能只是初期而已，但因為腫瘤位置在乳頭附近，心想可能要做乳房全切了，畢竟我在這腫瘤領域超過20年了，會做什麼治療是清楚的，因此馬上跟佳佑護理師聯繫，請她幫我掛鄭明輝教授的門診，鄭教授評估後，建議與乳房外科周醫師共同討論，確實腫瘤在乳頭旁，建議應做全乳切除，且不保留乳頭。

其實，前後約2週內看診、做檢查、與乳癌團隊（乳房外科＋整形外科）討論，到訂出手術時間，我都非常冷靜，因為專業訓練使然，但因為才剛送走爸爸，我不敢馬上跟家人說我也生病了。手術排在4月中旬，我一直到3月底才跟家人說我要去開刀，我跟他們說我找的是全球頂尖的醫療團隊，而且我是非常早期的癌症，因為家人也相信我的專業及決定，才比較放心。

歷經15小時的手術，我一氣呵成做了全乳房切除手術加上乳房重建手術，淋巴確定沒有感染，我是乳癌原位癌，我連「重大傷病」都不算是，卻因為腫瘤位置在乳房中間，只能做全乳切除，最輕微的癌症，卻動最漫長的刀，術後原本擔心的疼痛感竟然都沒有，且受到醫療團隊最好的照顧，

10天後我便能出院了。

之後我有再安排做乳頭及乳暈重建，做完整個乳房重建，畢竟我還算年輕且還在職場工作，透過乳房重建還給自己一個美麗且自信的自己，我真的非常感謝鄭明輝醫師和整個長庚醫院的乳房醫療團隊，台灣有如此優秀的團隊，真的是我們的幸運！

第2章

得了乳癌，該怎麼辦？

6大治療法 & 腫瘤切除術一次掌握

重要醫訊

新技術、新藥物持續問世，乳癌治癒率、存活年期大幅提升

- 不要怕，0期原位癌，5年以上存活率高達98～99%
- 不要拖，1期乳癌，5年以上存活率高達98%、2期高達90%
- 不要放棄，3期以上，控制療法可延緩惡化，大幅延長存活期
- 「個人化治療」可配合患者的癌症細胞組織型態、基因變化，選擇適當的化學及標靶藥物，長期存活率更高

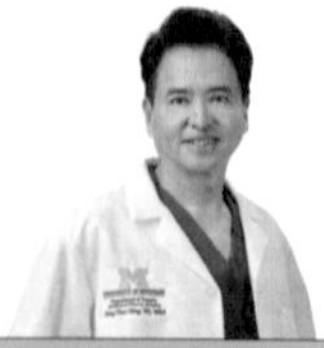

新式藥物和技術療效提高，堅持完整療程，恢復效果一定有感

近10多年乳癌罹患率與年輕化趨勢驚人，但進步快速的醫藥發展也努力將死亡的威脅降低，從乳癌5年以上存活率追蹤統計顯示：各期乳癌患者經過治療後，存活年期已大幅延長，活到80、90歲還精神飽滿的案例不在少數。然而，根據長期研究也發現：約有20%的乳癌患者因為擔心治療可能會掉頭髮、疼痛、嘔吐等副作用，也害怕手術後失去乳房，可能要承受家人和別人異樣的眼光，所以並未在一發現罹患乳癌時就立即接受治療。有些人則是使用未經醫學證實的非正式療法，臨床上就有許多案例原本只是初期乳癌，卻因為拖延和不當治療而惡化成第4期，或是轉移到其他器官才到醫院就診，導致治療效果不佳，且很快就復發或死亡。

記得有一次病患回診，迎面走來一邊大聲喊著：「醫師你看，我的短髮新造型有沒有很俏麗啊！」因為化療落髮，這位開朗可愛的患者買了一頂漂亮的假髮，她說剛好來幫自己改變一下造型，每次回診都見她簡單化妝，把自己打扮得很有精神，完全看不出正在做化療，也因為身心靈的正向循環，她的恢復狀況非常良好。她常會跟新病友說：「放心，相信醫師的專業，像我經過全乳房切除、化療、放療、抗荷爾蒙治療，還2次乳癌復發、做2次乳房重建手術，像是吃『全餐』一樣，但現在不是也都恢復得好好的嗎？」受到她信心鼓勵的乳癌病人，都像在黑暗中看到曙光一樣露出笑容，她的樂觀開朗，支持自己完整做完應有的各項治療，成功抗癌至今10多年，天天活力充沛，還熱心地長期擔任台灣乳房重建協會的志工，幫更多乳癌病友加油打氣。

美國食品藥物管理局（FDA）聲明（註1）：乳癌不再是絕症，已成為一種可以控制和治癒的疾病，一種與人體可以共存的新慢性病。即使是過去認為不易治療的三陰性乳癌、HER2陽性等乳癌類型，經過目前的治療方法，也能降低3～4成復發風險。醫藥的進步遠遠超乎你的想像，不但療效更好，副作用也變低，只要配合醫師的治療計畫，撐過副作用可能帶來的些許不適感，絕大多數的人都能戰勝乳癌。

完整療程，做好做滿：治療乳癌5個注意事項

選擇正確的治療方法非常重要。印象很深刻，一位商界名人的夫人檢查出罹患乳癌2期，找來很多位乳癌專家提供治療方案，以這種期別和醫療資源來看，原本治癒的機率非常高，但是她後來化療沒做完，改去使用成功證據還很少的另類療法，很快就發生癌細胞轉移，不到2年就過世了。這個案例實在令人惋惜，乳癌其實是可以透過適當的醫療方式加以控制的，尤其早期乳癌幾乎都能完全治癒。所以一旦檢查出罹患乳癌，不論是第幾期、什麼癌種，立即開始治療就對了，配合醫師擬定的計畫把療程確實做好，不要嘗試未經證實的偏方，才能掌握最大的治癒機會。

到醫院治療，是最有保障的選擇

本章介紹目前醫界臨床使用的常見乳癌治療法，皆為經過科學驗證、國際間公認有效、安全的治療方式。通常在經過切片檢查確診乳癌後，醫師會透過採集病患的血液化驗，分析出患者的癌症指數、是否有其他共病，再做精確的治療分類，排定適合的治療方法和時間。目前最常用的6種治

療方法中，切除惡性腫瘤（包括保留式乳房切除及全乳房切除）、立即性或延遲性乳房重建都屬外科手術，是最根本的治療項目，其他局部性或全身性的治療方式，如化學治療、放射治療、標靶治療、抗荷爾蒙治療，以及尚待更多臨床實驗證實的免疫細胞療法，醫師會依據患者乳癌的種類、期別、轉移情況、癌細胞受體為陰性或陽性等條件，計劃出一種或由數種治療方法搭配的療程，完整療程通常需要半年～數年，治療方式與總療程時間，會隨個人病況的改善和療效表現做調整，一定要有耐心，堅持做完療程，才能達到預期的療效。

乳癌治療不是去找哪一科，而是一組醫療團隊

乳癌治療是一個分階段、多元式的治療過程，需要一組優秀且合作協調性高的團隊共同完成，所謂的主治醫師其實不會只有一位，而是依據不同的治療項目，由不同專科醫師負責主治和統籌，相關診科如乳房外科、腫瘤內科、腫瘤外科、放射治療科、整形重建外科、病理科、復健科等，在台灣通常以「乳房外科」為治療團隊的主隊長。若患者需要在治療前先凍卵，保存生育力，則要先諮詢不孕症或人工受精專家；若決定在腫瘤切除手術時一併進行乳房重建治療，就要事先諮詢整形外科，聽取醫療說明並與乳房切除手術計畫一起整合；在乳房切除手術後，如果出現淋巴水腫的後遺症，此項專業醫療單位目前較少，但台灣已有最新的治療技術（如超級顯微淋巴管靜脈吻合術、

顯微淋巴結皮瓣移植術），可諮詢具有此項技術專長的顯微重建整形外科醫師。

患者在選擇治療團隊時，可依據自己罹患的乳癌種類，參照醫師和診斷書上建議的治療方式，搜尋相關醫療院所醫師的分項專長與主攻治療法，並了解儀器設備是否符合國際間較高的標準，也可諮詢乳癌相關的醫學會及病友協會、上網查論文，尋求推薦建議，審慎評估後再做決定。

「新藥物、新手術」就是治療首選嗎？

新式手術與新研發的藥物帶來更多生機與希望，但正確的治療觀念是：「合適」比「新式」更重要，符合個人化的治療方案，才是最佳治療方案。要特別注意的是：治療方法是否經過臨床證實具有療效，以及是否符合自身的病況需求。乳癌的種別分類、分期很多，不同的癌細胞、不同的期別，適用的治療方法都不完全相同，每位患者個人的身體條件也有差別，即使乳癌名稱和別人相同，治療方式卻可能不同，最新式的手術方式或藥物，不一定適用每一種乳癌的情況。

現在的手術、藥物、放射治療技術十分進步，治療上有更多選擇性，建議你可以和主治醫師在豐富的醫療資源中討論，依據自己對生活的期待和工作需求，與醫師討論是否能選擇比較不會引起掉髮、嘔吐副作用的藥物種類；如果因為家庭或工作的特殊性，請假住院的時間不能太長，也可以請教醫師，在同樣的治療效果標準上，是否有恢復較快、住院天數較短的新式手術可以選擇。

主動參與治療：向醫師提出需求，積極納入凍卵及乳房重建

有特別的個人顧慮、工作請假壓力、想要凍卵或做乳房重建等，在開始乳癌治療之前一定要先讓醫師知道。當個「聽話的病人」確實有助乳癌康復，但乳癌治療與追蹤是一段長達數年的過程，個人的生活、工作與人生規畫都可能受到影響，所以在與醫師討論治療方法時，不要只是單向地接受安排，未來如果發生阻礙就可能中斷治療，前功盡棄。你可以想清楚幾年之間可能發生的事情和需求，哪些部分與乳癌治療需要配合調整，例如向擬定乳癌治療計畫的主治醫師提出想做乳房重建（尤其是立即性重建）的期望，或仍有懷孕生育的打算，所以想先做凍卵（另諮詢不孕症或人工受精專科）。

如果原本預定療程需要1年，但半年後有一趟重要的出國計畫，也可以及早提出和醫師討論，是否能選擇分次較少、劑量較高的注射治療方式，縮短總治療的時程。醫師在了解你的需求後，會做合理、安全的調整，及早將這些計畫整合進乳癌療程裡一起排定，及早選定各領域專家協助進行，才不會錯過治療的黃金時機，盡可能幫患者達到療效與生活品質雙贏。

乳癌可以根治嗎？4個因素決定長期療效

乳癌的早期發現治癒率極高，根治性則不只是醫療技術和藥物控制的效果，也和4個因素密切有關，包括乳癌的種類、期別、飲食生活習慣與先天遺傳基因。依據臨床治療的數據統計：原位癌（0期乳癌）治療後如果5年沒有復發，配合良好的生活健康管理，治癒率高達98～99％，患者幾乎都可以痊癒。三陰性乳癌、HER2陽性乳癌較容易復發，手術切除時要盡可能把癌變組織清除乾淨，之後還是需要接受全身性的化學療法或再輔以標靶治療，一定要把療程完整做完，追蹤也建議長期持續10～15年以上，甚至維持終生追蹤較安全，如果本身有家族病史和遺傳基因的患者更要特別謹慎。良好的醫學治療是一個起點，必須加上個人積極做好生活健康管理，才能維持長期治癒的效果。

6大乳癌治療方法：挺過副作用，成功邁向痊癒之路

1 外科手術治療：乳房與腫瘤切除術

乳癌手術主要項目是針對惡性腫瘤的切除，手術切除範圍可能包括腫瘤、周邊受侵犯的乳腺組織、乳頭乳暈，如果患側的腋下淋巴結也被侵犯，就要一併切除，以預防更嚴重的轉移和未來復發的可能性。另一項手術則是為了恢復乳房外觀，進行乳房重建的治療（詳細說明見第3章），最理想的做法是這2項醫療在同一次手術中進行，也就是在切除腫瘤後立即重建乳房，病人只需進一次手術房，當麻藥退去甦醒後，看到的是已經重建好的乳房，而不是切除後不完整的乳房和傷疤，這種整合手術，可以大幅降低術後看到乳房變形所產生的心理衝擊。當然，不是每位患者都適合在切除腫瘤時一起做立即性乳房重建，如有些保留式切除術後的患者還需要再做放射治療，那麼乳房重建就會等到放射治療後3個月再評估施作。

針對腫瘤的切除，何種情況需要做全乳房切除？哪些情況可以採部分保留式切除？要依據腫瘤大小、位置、分期、患者年紀和健康條件來決定，以下介紹臨床上較常使用的乳房腫瘤切除手術。

乳房腫瘤切除：保留式部分乳房切除術、全乳房切除術

乳房切除手術會依據腫瘤的大小、位置和高風險部位來決定切除範圍，一般分為「全部切除」或「保留式切除」：全部切除的患者，未來乳房重建會以對側完整的乳房狀態來作標準；保留式切除則為保留大部分乳房組織，包括乳頭、乳暈和皮膚，通常需再加上放射治療。

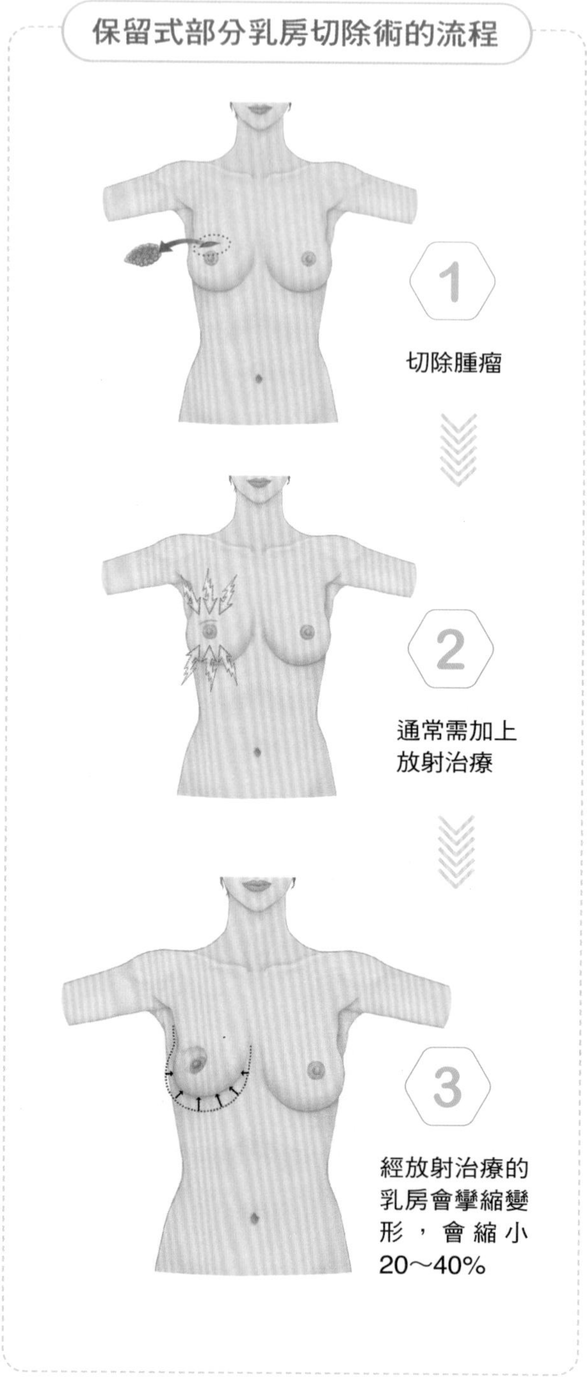
保留式部分乳房切除術的流程
1
切除腫瘤
2
通常需加上放射治療
3
經放射治療的乳房會攣縮變形，會縮小20～40%

全乳房切除術的流程

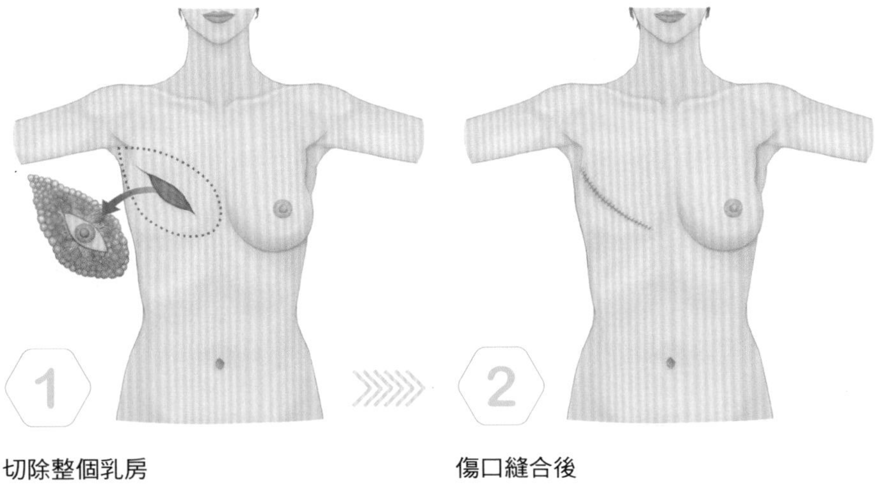

保留式部分乳房切除術和全乳房切除術的比較

	保留式部分乳房切除術	全乳房切除術
5年以上存活率	相同	相同
局部復發率	1%	0.9%
放射治療	必需	通常不需要
優點	保留大部分的乳房，但會小一號，乳頭位置也會改變	重建手術較單純
缺點	重建的結果會被放射治療影響	切除後穿衣左右落差大，可做乳房重建來改善

「腫瘤切除＋乳房重建」最理想的二合一同步手術

完整的乳癌手術包括「腫瘤切除手術」與切除術後的「乳房重建手術」兩大部分，乳房重建手術又分為立即性重建與延遲性重建，立即性重建的時間與腫瘤切除在同一次手術中進行，延遲性重建是等乳癌放射治療完成或乳房切除後一段時間，再進行乳房重建。在患者病情與體況條件符合的情況之下，「切除腫瘤」和「立即性乳房重建」（NSM or SSM＋Immediate Reconstruction）一氣呵成同步完成，對病患來說最有效率，也是國際乳癌醫學界首推的做法，一次進手術室就能去除病灶並恢復乳房外觀。

術式1 保留式乳房切除術：只切腫瘤、皮膚保留、乳頭乳暈保留

保留式乳房切除手術是指只切除腫瘤，乳房其他未被癌細胞侵犯的正常組織都被保留下來。雖然聽起來是「只切局部」好像問題較小，但切除的是哪個部分、切除多大的體積，對乳癌復發及轉移的影響至關重要。通常手術會針對腫瘤比較小（直徑小於2公分，距離乳頭3公分）且無轉移的

個案，將乳房腫瘤及周圍2公分範圍的組織切除，盡量保留健康的乳房組織，讓病患術後對於失去乳房的衝擊減到最少，保留的重點還會特別評估乳頭、乳暈和皮膚，這3個部分對乳房的外觀和功能會產生較大的影響。若是患者病情符合手術條件，乳房外科醫師會與整形重建外科醫師合作，提供病患此項手術選擇，在局部切除時同步進行部分乳房重建。

哪些情況適合保留式切除？

保留式乳房切除手術適用於幾種情況，如腫瘤較小（直徑小於2公分，距離乳頭3公分）、為單1顆或集中1處無轉移、腋下淋巴結沒有病變，如果經醫師評估只需做局部切除術，最大的優點必然是能保留住大部分的乳房組織，也因此能維持較良好的乳房外觀和感覺神經。尤其如果患者的乳房較大，做乳房保留手術後，美觀的效果就會較為明顯；若乳房本身較小，經過局部切除若還要再加上放射治療，常會攣縮變形、纖維化，像是微波後的蘋果一樣（會縮小20~40%），效果就會不如預期，需要再特別重建。

保留式乳房切除術

左乳房部分切除。在把腫瘤切除乾淨的條件下，局部保留乳房，並加上放射線治療。

（內有醫療手術真實照片，可能會造成不適，請自行斟酌觀看。）

保留乳頭、皮膚，乳房重建效果更自然

切除乳癌病灶時一定要清除徹底，以安全性為第一考量，若條件允許，能夠保留較多的乳房皮膚、乳頭及乳暈部位，但有時也可能發生乳頭凹陷攣縮的情況。

通常腫瘤距離乳頭和乳暈有3公分以上的距離時，比較有機會保留乳頭和乳暈；如果腫瘤體積小但卻離乳頭很近，乳頭有被侵犯的風險，這種情況下還是必須切除乳頭和乳暈，切除手術後一般都必須再配合化學治療及放射治療。

保留乳頭容易造成乳癌復發嗎？

乳房切除手術前，要決定乳頭是否要切除，必須多做一道「乳頭切片」的程序。乳頭切片的檢驗是很嚴謹的，但仍有患者會感到不安，原因不外乎擔心乳頭是否隱藏癌細胞，會造成日後腫瘤復發的風險，或是擔心保

乳頭保衛戰：可於術中加上放射治療

乳頭保留式乳房切除手術，過去僅限於腫瘤較小且距離乳頭3公分以上的情況，而現在有「術中乳頭放射治療」這項技術，讓腫瘤距離乳頭2公分左右的患者也有了機會，必須經乳房外科醫師以超音波檢查評估，認為無侵犯、無復發疑慮，才可進行這項治療，但目前並不常做。

另外，在手術前有一項嚴格把關，就是要做乳頭組織的冷凍切片檢查，確定乳頭沒有受到惡性腫瘤的侵犯，才能進行術中放射治療，保住乳頭不被切除。

留乳頭是否會帶來一些併發症。乳頭保留式切除術加上手術中的放射治療，其實已經行之有年，臨床上經過醫師評估條件許可，術後的腫瘤復發機率與全乳切除手術相似。

乳頭的血循與壞死風險

另一個可能會令人擔心的問題是：保留下來的乳頭，血液循環是否良好？會不會壞死？這個部分有賴執刀醫師的技術，技術純熟的醫師大都可以做得很好，若因病患個人體況因素，有些情況下可能會有其他合併症產生，連帶造成乳頭的血液循環變差、局部壞死，這時就必須移除乳頭，無法保留。在手術中，醫師可以使用循血綠（Indocyanine green, ICG）監測措施，在靜脈注射具追蹤效果的螢光劑，進行乳頭血液循環的監測檢查，以掌握乳頭血循狀態是否良好，如果血液循環不好，會建議不保留乳頭，日後再做乳頭重建。

迷思解誤

「保乳手術」真的「保乳」嗎？

切除腫瘤時，如果乳房能部分保留，多數人會認為是好選擇，但實際上要多加考慮2個問題：

1 為了保留部分乳房或乳頭，癌組織真的有切乾淨嗎？

畢竟乳房中乳腺都是連通的，保留越多的乳腺組織，轉移或復發的潛藏風險也可能提高。

2 保留下來的乳房形狀，對重建有幫助嗎？

保留式乳房切除，並非「有保留」就是最好的，保留下來的乳房組織，因放射治療後的收縮和攣縮（約20～40％），會變形，而且不集中、體積小，若要做立即性乳房重建，結果也會受到影響，降低美觀、對稱的效果。

以上這2項問題，必須由乳房外科醫師和整形重建外科醫師在術前仔細評估，並與患者詳細溝通討論，達成手術切除方式的共識。

術式2 全乳房切除術：單純性、根除性、改良型根除性

全乳房切除手術，顧名思義就是拿掉所有的乳腺組織和乳頭，當腫瘤較大、多處區位有腫瘤，或未來轉移疑慮較高的部位較多，醫師就會建議採取全乳房切除手術。全乳房切除不只切除乳房突出部分的基本手術，依癌細胞侵犯的情形，切除的範圍與深度也會有所不同，如早期的「根除性乳房切除」、「改良型根除性乳房切除」及「乳頭保留式乳房切除」等手術。

單純性全乳房切除手術

單純性全乳房切除（Simple Mastectomy）適用於腫瘤較大或有多顆，但沒有擴散至腋下淋巴結或乳房下層胸大肌的部位。手術範圍為切除患側整個乳房組織，不切除腋下淋巴結。

根除性乳房切除術

為求更謹慎地控制乳癌病情，降低復發風險，1894年，美國威廉・霍斯德（William Halsted）教授提出「根除性乳房切除術」（Radical mastectomy, RM），不只建議切除乳腺組織、乳頭、乳暈及皮膚，更包括切除胸大肌、胸小肌及同側的腋下淋巴結，這種方式的缺點是對病患的身體和外觀造成更大的破壞，也帶來更具傷害性的心理衝擊。只適合用於第4期乳癌，不適合其他期別的乳癌。

改良型根除性乳房切除術

傳統的根除性乳房切除術對患者的傷害性較大，因此引起醫界較多爭議，1984年，兩位英國醫師提出「改良型根除性乳房切除術」（Modified radical mastectomy, MRM），對根除性乳房切除術的缺點進行改善，經過臨床研究後發現：切除胸大肌或胸小肌對乳癌患者的存活率沒有幫助；而保留胸肌，對治療結果也不會有負面影響。所以提出論證，在胸肌未被侵犯時，沒有切除之必要。

改良型根除性乳房切除術

右乳房全部切除。是目前治療乳癌常見的手術方式。

（內有醫療手術真實照片，可能會造成不適，請自行斟酌觀看。）

改良型根除性乳房切除術，一樣適用於腫瘤體積較大、多發性腫瘤、腫瘤靠近乳頭乳暈，但沒有侵犯胸肌和轉移至其他器官的患者。手術切除的範圍主要為全乳房組織、乳頭乳暈、皮膚及腋下淋巴結，但保留胸部肌肉組織及2條主要神經，在癌細胞未轉移至胸肌的情況下，此術式是目前治療乳癌常見的手術方式。

迷思解誤

「保留式切除＋放射治療」效果等於「全乳房切除」嗎？

多數患者會擔心如果做全乳房切除，自己會變成「沒有胸部」的人，所以一聽到有保留式切除，至少可以保住一部分的乳房，整個心都偏向這個選項了。但這裡要提醒大家注意的是：

1 **保留式切除的風險：**乳房內的乳腺組織都是相通的，如果只切除遭癌細胞侵犯的區塊，保留下來的乳腺真的都很安全，沒有隱藏癌細胞的風險嗎？

2 **放射治療的結果：**針對保留下來的組織進行放射治療，是對前一個質疑提出的解決方法，但放射治療會造成剩餘的乳房收縮、纖維化甚至攣縮。

認真思考以上這兩個問題，有助於更客觀理性地看待醫師的診斷和治療建議。

淋巴結切除：腋下淋巴結廓清術、前哨淋巴結切片術

腋下的淋巴組織與乳房距離很近，也是乳癌細胞經常侵犯的部位，在檢查時若發現在乳房之外，腋下淋巴結也遭受侵犯，或具有被侵犯的高度疑慮時，除了切除乳房，也會切除淋巴結或做前哨淋巴結切片。早期普遍使用的「腋下淋巴結廓清術」（Axillary lymph node dissection, ALND）切除的淋巴結規模較大，改良的「前哨淋巴結切片術」（Sentinel lymph node biopsy, SLNB）主要是先做切片檢查的把關，避免「未審先判」過度防禦，做出非必要的腋下淋巴結大範圍切除，這種把關可以有效減少未來上肢淋巴水腫等手術後遺症，也能藉此診斷乳癌的期別，選擇適當的化學治療藥物。

術式1 腋下淋巴結廓清術

乳癌患者在手術前，若已確知腋下有明顯的淋巴腫大或癌細胞轉移，除了切除乳房患部，也必須切除腋下淋巴結。但早期的乳癌患者無論腋下淋巴組織有無被侵犯，基本上都會進行腋下淋巴結廓清術，以減少未來復發的風險，因此，手術後出現上肢淋巴水腫的患者很多，而且情況嚴重。

美國奧斯卡金像獎影后凱西．貝茲因為兩側乳房都罹患乳癌，接受雙乳切除及兩側腋下淋巴結廓清術，因而兩側上肢都出現淋巴水腫，造成工作及生活品質巨大的影響。由於當初她的淋巴水腫未獲得有效的治療，每天都必須穿著壓力袖套，非常痛苦與困擾。現在已有成效良好的淋巴水腫治療方法（詳見第4章），可以大幅改善這種後遺症的困擾，不用再每天穿戴壓力袖套，何況壓力袖套對中重度的淋巴水腫患者來說，改善的效果並不大。淋巴水腫在症狀剛浮現時，就要及早諮詢專業的顯微重建整形外科醫師做積極治療，避免嚴重時引起蜂窩性組織炎，甚至可能引發敗血症而危及性命。

術式2 前哨淋巴結切片術

切除腋下淋巴結會造成腋下外觀凹陷，手臂肩膀部位因感覺神經受傷感覺遲鈍、繃緊，舉手伸拉等活動角度受限，這些損傷與不便，對於腋下淋巴其實未受侵犯的患者來說，根本是一場無妄之災。乳癌細胞若發生腋下淋巴結轉移，最先受到侵犯的是前哨淋巴結這個部位，先擷取少量幾顆前哨淋巴結檢驗是否遭受侵犯，就可以確定需不需要將腋下淋巴結全部清除。前哨淋巴結切片術這道檢驗步驟，對是否需要進行淋巴結廓清術做了很重要的把關。

要找出前哨淋巴結的位置，可透過特殊儀器定位，在腫瘤周圍或乳暈附近注射醫療用的綠色的循血綠或藍色染料（Patent Blue），或是具有放射性的同位素蛋白球（Tc-99），注射後觀察最先出現染料或同位素蛋白球聚集的淋巴結，就是前哨淋巴結，乳房外科醫師會先取出1～3顆（顆數由醫師判定）前哨淋巴結送切片化驗，等化驗結果出來（約30分鐘）確定是否有癌細胞轉移，再慎重決定是否要進行腋下淋巴結廓清術，如此可避免一些無辜的患者後來發生上肢淋巴水腫後遺症，也避免手術資源的浪費。

● 乳房切除的副作用

乳房切除合併腋下淋巴結廓清手術，加上術後放射治療，有20～40%患者可能會出現上肢淋巴水腫、舉手拉伸活動受限等後遺症，目前已有超級顯微淋巴管靜脈吻合術、顯微淋巴結皮瓣移植術等治療方式可以改善（詳見第4章）。

迷思解誤

用錯高科技，等於大砲打小鳥

外科手術臨床常見的2種科技輔具為「內視鏡」和「達文西機械手臂」，如果列在給病患的醫療選項中，會讓病患很疑惑：「看起來都很厲害，該怎麼選？」其實並非每一個高科技設備都是萬用的，也不是越新越貴的儀器就越好，要視手術部位和病況的特性來決定。

● 內視鏡切除術：準度高、傷口小、疼痛少

傳統乳房切除手術通常傷口較大，且復原速度慢（約1至2星期），傷口從乳房內部到腋下大約15～20公分，手術時間2～3小時，因為疤痕明顯，讓病患術後較無自信。有了內視鏡做輔助，

「微創、顯微、超級顯微」哪一種手術最精密？

現代醫學常見的「微創手術」和「顯微手術」和「超級顯微手術」，主要差別在手術時鏡頭放大的倍數，會影響血管、神經和組織接合時的精微細度。

⁂ 微創手術：

利用內視鏡（Endoscope，每台約200～300萬）在人體腔室內經由鏡頭放大10～15倍，做組織切除、縫合、止血的步驟。

⁂ 顯微手術、超級顯微手術：

利用顯微鏡（Microscope，每台約800～1900萬）可放大到20～42倍，20倍以上為顯微手術，可在開放性傷口縫合1～4mm極細微的動脈、靜脈、神經。超級顯微手術則是運用高達42倍的Mitaka顯微鏡，可縫合0.5mm的淋巴管與0.8mm的靜脈。

手術時視野更清晰，能提高手術準確度與安全性，切除乳房腫瘤的2處傷口，一處在乳暈處約3公分，一處在腋下約5～7公分，比起傳統手術，大幅縮小了患者胸部外觀的創傷。但是內視鏡手術的空間有限，手術時間較長，約5～6小時，乳房較豐滿者所需時間更長。如果全乳切除手術同時合併乳房重建，透過內視鏡從患部的腋下、乳暈開刀，能技巧性地隱藏3～7公分的切口，也就是在將腫瘤及乳腺組織取出時，從同一個切口植入義乳矽膠袋或自體組織皮瓣，因乳房切口小，重建的疤痕較少，外觀較好看。

內視鏡手術的傷口較小、恢復較快、疼痛較少，對於術後需要盡快投入工作崗位的患者是好選擇（需要自費6～10萬），不過對於乳癌晚期、胸部過大或免疫低下的患者不一定適合，需經由醫師評估。

● 達文西機械手臂：避免人手操刀顫動，但不適用乳癌手術

相較於內視鏡手術，使用達文西手術系統可以再減少1個手術傷口，電子化機械手腕可以避免人手在術中的顫動，雖然泌尿科、婦產科、肝膽科、胸腔科有許多醫學報告推舉達文西手術方式的優點，但比起內視鏡手術，卻不一定更靈活，整個達文西系統體積很大，需要打二氧化碳（CO_2）將人體的腔室變大才看得清楚，一般用在腹腔、骨盆腔及胸腔手術，手術需自費約15～20萬不等，手術時間較長，比內視鏡或微創手術延長4～8小時，如果用在乳房腫瘤切除，就像是大砲打小鳥。達文西機械手臂當然也可以拿來開脂肪瘤的小手術，只是沒有這個必要，美國FDA對於達文西的說明中有表示：達文西機械手臂不適用於乳癌切除及乳房重建手術。在選擇治療方式時，應以適用性為主要考量。

在美國，各大癌症中心，如休士頓的安德森癌症中心、紐約的斯隆—凱特琳癌症中心、梅約診所、波士頓的丹娜—法伯癌症中心及加州的洛杉磯大學，每年都有500～800例乳房重建，達文西機械手臂都不是拿來做乳癌切除及乳房重建。

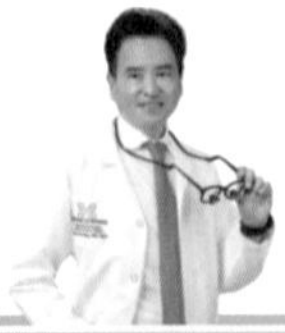

「預防性乳房切除」是必要的嗎？
乳癌高危險群該怎麼做？

沒罹患乳癌卻切除健康的乳房，是正當防禦還是過度防禦？國際巨星安潔莉娜．裘莉為全球女性帶來了一堂震撼教育課。2013年，裘莉因為擔心罹患乳癌，毅然切除健康的雙乳並進行義乳重建，2年後又切除卵巢、輸卵管，以預防乳癌和卵巢癌的發生，這樣的「積極做法」引起全球討論！這堂震撼教育呈現出「預防醫學」的幾個重要課題，包括第1章提到的「基因檢測」與現在要討論的「預防性乳房切除」。近年來也開始有很多乳癌病人擔心地詢問我，乳房與腋下淋巴結切除手術之後，需不需要進行「預防性淋巴水腫手術」？這些現象反映出民眾對於乳癌逐漸具有預防的觀念，但如果預防的方式是透過手術切除，必須審慎地權衡與評估對身心的影響性。

為何裘莉沒有罹患乳癌，卻感到如此不安？

以下是裘莉的家族病史與基因檢測診斷：

＊**一二等親病史**：母親 46 歲時罹患卵巢癌，56 歲過世；阿姨61歲死於乳癌；外祖母也死於癌症。

＊**裘莉本人：**39歲接受乳癌基因檢測，發現有BRCA1基因變異，被醫生認定是高危險群，罹患乳癌機率為87%、罹患卵巢癌機率為50%。

由於診斷報告與醫師的提醒，基於謹慎，裘莉選擇雙邊全乳房切除，也包括卵巢與子宮切除，對身體和心理的衝擊都非常大。根據目前相關研究，預防性乳房切除因為已經沒有乳腺，必然降低乳癌發生或復發的機率。但是，預防性乳房切除並沒有顯著增加存活率或延長年齡，畢竟現在乳癌治療後的存活率已經很高，而其他因素也可能會影響存活率，如重大疾病、心臟病、中風、糖尿病及外傷、車禍等，因此必須客觀看待預防性手術的真正效益。在美國各大癌症中心，預防性乳房切除已是標準流程，約占一半以上的病人會選擇預防性乳房切除加上立即性重建。

適合預防性乳房切除的對象

具有以下幾項條件，建議考慮是否做預防性手術：

☐ 已有一側乳癌

☐ 有乳癌家族病史

☐ 罹癌治療後，產生對乳癌復發的恐懼，無法緩解

☐ 不需要哺乳

預防性手術是「保本」還是「傷本」，醫界仍有爭議

因為擔心乳癌，進行「預防性乳房切除手術」的結果與追蹤，是被醫界所肯定的。但是因為擔心上肢淋巴水腫後遺症，進行「預防性淋巴水腫引流手術」（Lymphatic microsurgical preventive healing approach, LYMPHA），到底有沒有必要？義大利醫師法蘭西斯柯・波卡多（Francesco Boccardo）於2014年提出相關的報告後，後來紐約的醫師也開始執行這種預防性手術，初期有效，但5年後的追蹤發現無效。波士頓貝斯以色列女執事醫療中心的德魯爾・辛哈爾提出的立即性淋巴重建（Immediate lymphatic reconstruction），基本觀念是一樣，但技術稍微改良。主要的問題是：

1.不是每個乳癌患者做完淋巴結清除都會得到淋巴水腫（只有20～40%），所以有60～80%的預防性立即性淋巴重建手術是浪費掉的。

2.做完立即性淋巴重建，需要加上放射治療，因為放射線會讓吻合的淋巴管阻塞，所以長期的效果並不好。

若有此需求或疑慮，建議你務必與乳房外科、整形重建專科醫師一同審慎評估個人的健康狀況、家庭病史，權衡各科治療的優缺點及利弊再決定。

2 化學治療：60％以上乳癌患者必做療程

化學治療是一種全身性治療，藉由口服或注射藥物的方式抑制癌細胞生長與繁殖，無論進行保留式乳房切除或全乳房切除手術，約有60％以上的乳癌患者，會在術後接受化學治療。根據臨床實證，化學治療對控制各期乳癌病情有顯著的效果，有助提高治癒率，延長患者生存年期，並且能降低復發及遠端轉移的風險，因此一直都是抗癌治療的主力。

堅持完整療程效果顯著

化學治療是將具有細胞毒性的藥物投入人體，進行攻擊和抑制癌細胞（藥物如小紅莓類、紫杉醇類、溫諾平、截瘤達等），療程通常分成4～8個階段，每階段約2～3週，每個階段之間會有間隔，讓身體能稍做休息，恢復體力，再接續下一個療程。

這些化療藥物能殺死癌細胞，也無可避免會對健康細胞造成損傷，在化療期間白血球容易下降，身體會變得比較虛弱，免疫力變差，但這些暫時性的傷害多數都是可以恢復的。要特別注意營養均衡，多補充蛋白質，並以樂觀的心情堅持做完療程。

建議做人工血管，治療後可移除

化學治療的療程會進行一段時期，若為注射型治療，每次都要重新扎針，除了疼痛也易造成瘀血或靜脈發炎，多數醫師會建議裝設人工血管（Port-A）來改善此問題，等整個化學治療療程結束，醫師評估無短期復發的風險或無再治療的必要，即可拆除人工血管。

有放人工血管的患者，為了避免感染和管子阻塞，每月需用肝素（heparin）沖洗。沖洗肝素時，有時會造成人工血管阻塞，或引發其他動脈、靜脈血栓，因此需特別注意。若本身為血小板低下的患者（<150000），改用生理食鹽水沖洗人工血管即可。

化學治療的副作用

治療後可能出現身體虛弱、噁心嘔吐、落髮、皮膚發紅搔癢、出疹子、指甲變色易裂、手足症候群、腹

這樣做，有效減少化療的不適感

＊化療前開始補充營養（高蛋白食物）
＊保持睡眠充足
＊固定適度運動
＊多補充水分促進代謝
＊常與家人好友和醫護人員交談，減少焦慮
＊化療期間飲食清淡，可減少反胃、嘔吐
＊多從事個人嗜好活動如聽音樂、種花、閱讀等

瀉、口腔黏膜破損、骨髓造血功能變差、生育力下降等症狀。

3 標靶治療：藥物具辨識功能，精準鎖定癌細胞

標靶藥物可說是一種聰明的藥物，醫藥研發專家賦予藥物有智慧的辨識力，能分辨「正常細胞」與「癌細胞」，在滅殺癌細胞時盡量減少對正常細胞的傷害，這項功能大幅改善了化學治療的缺點。近年標靶藥物研發快速，臨床療效良好，目前已有第二代、第三代、雙標靶等藥型問世，也有和化療藥物結合的新配方。許多符合治療條件的乳癌患者，以化學治療加標靶治療，就可達到腫瘤縮小甚至消失的效果。

3種藥理徹底根除病灶

標靶藥物能瞄準和標記特定細胞，主要是依據癌細胞受體的個別特性，調配出不同的破壞策略，使殺滅癌細胞的精確度更為提高，3種破壞癌細胞的手段為：攻擊癌細胞的表面抗原、破壞癌細胞生長因子以及輸送養分的血管，透過這些方式使已形成的癌細胞癱瘓瓦解，無法繼續繁衍。

依腫瘤基因檢測決定用藥

同樣是標靶治療，每位患者適用的標靶藥物不一定相同，醫師會依據切片病理報告的結果來評估，包括考量乳癌種類、期別、腫瘤基因型態，荷爾蒙受體ＥＲ、ＰＲ和ＨＥＲ２是陰性還是陽性，是否有ＢＲＣＡ１、ＢＲＣＡ２基因突變等，再選定最適合的標靶藥物種類。

副作用低，適合上班族與學生

目前標靶藥物分為ＨＥＲ２抑制劑、ＣＤＫ４／６抑制劑、抗血管新生藥物、ＰＡＲＰ抑制劑等類別，共同的特性是對健康細胞傷害性較小，副作用比化學治療輕微，療程也可能比較短，多數符合治療條件的癌症患者都有意願使用，尤其對於需要上班、上學的患者很適合，生活品質和體能的負面影響比較小。但是健保不一定給付，請先請教專科醫師。

標靶治療的副作用

治療後可能出現皮膚過敏、起疹子、毛囊炎、手足症候群、甲溝炎、髮色變淡、黏膜組織破損、腹瀉、噁心、血壓高、肝功能異常等症狀。

4 放射治療：寡分次、加速性、質子治療新技術

放射治療是利用高能量的X光游離輻射線來殲滅癌細胞，多用於患部局部性的照射，如果乳癌切除手術採用的是保留式乳房切除術，術中或術後對保留的乳腺組織會使用放射治療。另外，若癌症轉移的部位不適合開刀，或癌細胞轉移到其他器官造成疼痛、神經壓迫、骨頭疼痛等情況，也都可能採用放射治療來抑制和滅殺癌細胞，改善患者的不適感，維持生活品質。

目前放射治療的技術已進步到更能集中聚焦，控制穿透身體的射線能量強弱，特別只針對腫瘤部位加強治療，大幅減少傳統放射療法對其他器官組織連帶照射的傷害。但放射治療部位的皮膚會有數個月的發紅、焦灼色差等問題，需要一段時間來恢復。

智慧型放射能量控制，減少心肺血管傷害

放射治療目前已推出多項優異的改良方式，如原位癌患者，腫瘤只有一處且較小，或是具有高復發風險的局部淋巴結，經醫師評定治療方式只需集中在原發腫瘤附近，且評估放射治療次數不用太多，就可採行「加速性部分乳房放療」（Accelerated partial breast irradiation），療程可縮短到1週或更快完成，也能因此減少對胸部下的肺臟、心臟不必要的照射劑量，減少副作用的發生。

如果是採取保留式乳房切除術、無淋巴結移轉、腫瘤在5公分以下的患者，「寡分次放射治療」（Hypofractionated radiotherapy）是好選擇，治療方式是將每一次的照射劑量增大，使整個

療程縮短；另一種「質子治療」（proton）也具有獨特的物理性，在照射過程中能控制放射線能量的強弱，當放射線穿越正常組織時只會釋放出低微能量，當放射線到達要治療的腫瘤目標深度，再釋放出足以殲滅癌細胞的全部能量，堪稱智慧型放療，可聰明閃避對心臟、冠狀動脈、肺及對側乳房造成的傷害。

一次性術中放射治療

有別於一般在切除手術後才開始做放射治療，前面也提到過簡便有效率的「術中放射治療」（Intraoperative radiotherapy, IORT），讓患者多了一項治療時機的選擇，但僅適用於某些特定情況，例如腫瘤較小的早期乳癌患者，可評估是否在切除手術過程中就即時對患部進行放射治療，待照射治療完成後再將傷口縫合，也可用於乳房重建時對保留的乳頭、皮膚等組織來實施。這種照射方式只需要1次，患者可以免去術後來回醫院的奔波，但由於手術中準備及照射很費時，大多數的醫院並不執行。

放射治療、化學治療的優先排序

放射治療通常在乳房切除手術後數週進行，需要先做固定板（Template）及電腦模擬，大醫

4種乳癌放射治療優越技術功能比較

傳統照射方式的副作用和缺點較多，近年來在技術上有了突破性的進步，朝向「治療次數減少、療程時間縮短、減少腫瘤周圍器官損傷、減輕副作用」4大目標改良，以下為4種放射治療方式與功能比較：

療法特性比較	傳統放射治療	寡分次放射治療	加速性部分乳房照射	質子（射線）治療
實施方式	利用傳統放射線（光子）照射，進行5～6週。左側乳房需使用呼吸調控方式以減少對心肺及冠狀動脈的傷害。	將每一次照射劑量增大，使整個治療療程縮短。 舉例：假設同劑量50Gy，傳統約25次、35天完成；寡分次約18次、22天完成（依個人病況調整）	乳房切除手術完成後以門診方式進行，1天治療2次，間隔6小時，通常5天內治療完成，分為4大類技術： ◇ 組織插種近接治療 ◇ 乳房腔內近接治療 ◇ 體外放射治療 ◇ 手術中放射治療	質子射線在穿越正常組織時只會釋出少數能量，到達病灶腫瘤深度時則能釋放出近全部的力量，在穿透到腫瘤後面的劑量則趨近於0
適合條件	局部乳房切除、有腋下淋巴結轉移	經保留式乳房切除手術、無淋巴結轉移	早期乳癌、復發低危險性、非瀰漫性病灶、手術邊緣無殘餘腫瘤、年紀大於60歲	各期乳癌、淋巴結轉移、局部晚期乳癌等
優點	有效控制乳房組織的癌細胞擴散	◇ 副作用輕微 ◇ 大幅減少治療次數 ◇ 減少醫療資源與成本浪費 ◇ 提高治療意願	◇ 集中於治療範圍，減少周圍器官損傷 ◇ 大幅減少治療次數 ◇ 治療時程縮短	保護腫瘤前後器官，閃避更多放射劑量的傷害

學中心有時需要排隊一段時間才做得到。一般需要4～6週的療程，1週5天固定時間，1次大約10分鐘，依個案病況和施用效果做調整。如果還需要做化學治療，就需要更長期的療程。放射治療與化學治療兩者施用的間隔，會因為藥物特性而排定先後順序。保留式乳房切除手術的病人，術後如果必須使用含小紅莓或紫杉醇類的化療藥物，可能就會先接受化學治療，再做放射治療。主治醫師會安排各種療法最安全合宜的時程。另有需要做放射治療的乳癌患者，建議延遲做乳房重建，以免照射後使重建的乳房攣縮變形，影響美觀效果。

放射治療的副作用

治療後可能出現疲倦、頭痛，照射部位皮膚紅熱、變深、破皮、感染、緊繃、搔癢或些微刺痛感等。

5 抗荷爾蒙療法：停止自扯後腿，抑制體內刺激因子

俗稱的荷爾蒙療法（Hormone therapy，又稱內分泌療法），以治療原理來說，應該稱為「抗荷爾蒙療法」才對，因為此療法的研究者發現，乳癌細胞很容易受人體女性荷爾蒙的影響，尤其是雌激素分泌越旺盛，乳癌細胞的增生與惡化速度就更快，如果要抑制乳癌，減少患者體內的荷爾蒙

分泌是重要關鍵。

降低荷爾蒙分泌，乳癌細胞不作怪

乳癌細胞上有許多荷爾蒙受體，可藉由與女性荷爾蒙結合而變得更壯大，如果身體裡女性荷爾蒙分泌很旺盛，又有其他不利因素，如肥胖者體內豐富的體脂肪、飲食和生活中體內累積的塑化劑和化學物、補充過多富含女性荷爾蒙的食品或藥物、家族史遺傳基因等，都可能誘發乳癌，或是刺激已潛伏體內的乳癌細胞生長更快速。抗荷爾蒙治療法所用的藥物，就是要設法降低患者體內的女性荷爾蒙含量、抑制荷爾蒙形成、阻斷荷爾蒙與癌細胞受體的結合，達到抑制癌細胞增生、降低復發的效果。實施此治療法時，飲食和生活也要配合健康管理，盡量避免接觸女性荷爾蒙誘發因子。

荷爾蒙受體陽性、年輕型乳癌最適用

抗荷爾蒙療法對於荷爾蒙受體檢測為陽性的乳癌病人，可說是術後主力治療方法，根據臨床研究，當檢驗發現組織的乳癌細胞具有雌激素受體（ER）和黃體激素受體（PR），抗荷爾蒙治療的成功率幾乎高達8成。目前此種療法也成功用於轉移性乳癌，或乳房切除手術後的輔助治療，除了對於女性乳癌患者可能在治療期影響生育功能，其他副作用少，也適合用於身體狀況不佳或老年乳癌病患。在乳癌全程治療後有生育計畫的患者，應評估抗荷爾蒙治療所需的時程與自己更年期的預估年紀，在乳癌整體療程開始之前，就要先與主治醫師溝通治療方式與排程，另外預做「凍卵」的準備，及早諮詢不孕症中心或人工受精專家協助治療。

抗荷爾蒙治療的副作用

可能出現經期改變、生育功能下降、類似更年期症狀出現、夜間盜汗、熱潮紅、陰道乾澀等。

6 免疫細胞治療：訓練體內自主殺手細胞

基於「治病先固本」的醫學原理，在各種抑制癌細胞藥物蓬勃發展的趨勢中，也出現了一種再造自我體質的治療觀念，有別於多數由外力來殺敵的癌症治療法，免疫療法、免疫細胞療法更著重加強患者本身的抵抗力、自癒力等免疫功能。

壯大體質，拒當一個脆弱的宿主

醫藥再怎麼強大，都只是輔助的角色，患者本身要設法提供細胞、藥物一個有利的戰場。化學療法或放射療法看似殺傷力強大，有時仍無法徹底清除病人體內所有的癌細胞，殘存的癌細胞在經過一段時間之後，常轉變成更強悍的「抗藥性癌細胞」，導致癌症惡化或復發。因此在對抗乳癌的醫療策略中，除了藥物治療，也納入細胞訓練強化、飲食和運動等生活健康管理方式，來保持健康的體能狀態，發揮裡應外合的治療效果。

細胞體外培養技術，強化自體抗癌實力

免疫細胞療法的特別做法，是抽取病患的免疫細胞與腫瘤細胞，以先進的體外培養技術使免疫細胞活化增殖，包括從病患身上抽取自然殺手細胞、樹突細胞、T細胞，在體外大量增殖，並訓練這批免疫細胞辨識出腫瘤細胞，再把這些訓練過的細胞輸送回病患體內，進行殲滅癌細胞的任務。目前免疫相關療法多數仍在臨床實驗階段，尚需仔細檢驗相關的科學證據。

免疫細胞療法的副作用

治療後可能出現以下症狀，如倦怠、發燒、皮膚搔癢、排尿困難、水腫、體重減輕等。

迷思解誤

實驗階段的新藥療法，可以嘗試嗎？

乳癌醫藥的研發速度快、成果好，每年幾乎都有新藥或新療法問世，研發目標皆朝向提升治癒率、降低副作用、避免抗藥性、更精準地殺死癌細胞、減少正常細胞受損、拉長無癌細胞生存時間等方向來發展。還在臨床實驗或等待核准階段的藥品與技術，可以關注醫療期刊和相關醫藥資訊，有疑問時詢問專業醫師，對於自己的病況和治療方法的優缺點、選擇性都會有更清楚的了解，有助減少焦慮感。如第3代標靶藥物、硼中子捕獲治療（BNCT）、BPR5K230小分子抗癌藥物（反轉免疫療法抗藥性新藥）、DBPR22998（口服小分子isoQC抑制劑）、小分子褐藻醣膠、歐洲紫杉醇等，或是將2種治療方法結合優勢的創新改良藥品或手術方式，以及發展中的替身醫療（Alternative Medicine）等，這些醫藥和改良都有待更多研究數據與臨床結果的支持，一旦經醫學驗證通過與政府安全核可，就有機會成為對抗乳癌的新利器。

未來充滿希望，但「新療法」不等於「最好的療法」，所有的藥物與治療方式都必須以安全和科學證據為基礎，且符合個人疾病需求才有效果，未經專業醫師認可，切勿輕信宣傳、擅自嘗試。

【讀者最想問】

乳癌治療方式的Q&A

Q1：乳房切除後傷口周圍及上臂內側麻麻的，是正常現象嗎？

A：切除腫瘤時，皮膚周圍的感覺神經也會被切斷，因此術後傷口周圍、腋下及上臂內側有可能會出現抽痛、針扎感、麻木或疼痛，這種感覺異常會持續半年至1年，或是也可能更久，因個人的神經受損與復原情況而異。建議傷口都癒合後，可以在這些區域用手輕拍給予適度刺激，另外，也可以跟大腦說「放輕鬆，不要再放電」，這種訓練方法為「感覺再教育」（Sensory reeducation），利用此「減敏感方法」讓自己放鬆，也可以慢慢改善這種異常的感覺。

Q2：糖尿病等慢性病患者，在乳癌治療期間需停藥嗎？

A：有糖尿病的人，若合併肥胖、BMI偏高，會比一般人更容易罹患乳癌，傷口癒合效果也會比較差，因此在治療乳癌期間，仍必須繼續控制自己的血糖指數，並確實配合乳癌治療的療程。患者需服用或注射的藥物種類、使用時間，可諮詢新陳代謝科主治醫師做適度調整，並建立自己的服藥時間備忘表。

Q3：乳癌治療期間可以施打COVID-19疫苗嗎？萬一感染新冠肺炎怎麼辦？

A：癌症是COVID-19的重症危險因子之一，目前醫界認可癌友在癌症治療期間需要施打疫苗，但須先經由醫師評估身體條件狀況和風險，再確定是否施打。在乳癌治療期間若染疫，即使是輕症，原則上也應服用抗新冠病毒藥物避免惡化，常見如倍拉維（Paxlovid）、莫納皮拉韋（Molnupiravir）等，但是否會與癌症用藥有交互作用，要諮詢專業醫師、藥師再決定服用或改藥。

Q4：化學治療一定會掉頭髮嗎？

A：「做化療頭髮會掉光」是讓罹癌者深感害怕的事，尤其是女性更會非常在意。其實醫藥不斷在改良，並不是所有的化療藥物都會造成掉髮。傳統高劑量、靜脈注射、施用間隔較長的強效化療藥品，比較會讓病患有脫髮的副作用；但若是服用低劑量、口服劑型、每週給藥的治療方式，發生掉髮的情況就會比較低。目前新開發低副作用的化療藥物，尚無健保補助，自費給付的費用較高，可與主治醫師討論對脫髮或其他治療副作用的顧慮，在各種藥物的選項中，尋求調整治療方案的可能性。

Q5：放射治療休息一次沒做，有關係嗎？

A：每一種治療都要按部就班，切勿任意中斷，不然就可能會影響療效，尤其癌細胞很頑固，稍有疏忽可能就會使癌細胞復發。放射治療是殺滅癌細胞的主要治療方法之一，醫師對於每次治療的劑量、每次的照射時間、總治療次數、總治療時間都會有完整的配套計畫，患者必須耐心配合，才能達到理想的治療效果。若因身體不適休息一次，最後還是要將總劑量及次數完成，以確保療效。

Q6：乳癌治療會影響受孕能力嗎？

A：乳癌的治療過程確實可能對生育力造成影響，化學治療對生殖細胞殺傷力很大；抗荷爾蒙療法會抑制女性荷爾蒙的分泌，使得卵巢排卵的功能衰退，甚至直接進入更年期狀態。30歲以前接受乳癌治療，經過幾年的療程，還可能有機會恢復生育能力；但40歲以上罹患乳癌者，即使康復後，因為也接近更年期，卵巢功能衰退，生育能力未必能恢復良好。因此有生育計畫者，在乳癌療程前宜先考慮是否做凍卵或凍胚，以增加未來還能生育的機會。

Q7：寶寶還小，化學治療期間可以哺乳嗎？

A：非常不建議，這是很危險的事。化療藥物會破壞癌細胞生長，對好細胞也有一定的傷害性，並可能在體內停留48小時以上，再透過乳汁、體液、血液、尿液、糞便和嘔吐物排出體外，因此在治療期間哺乳容易對寶寶造成危害。等化學治療全程做完之後隔一段時間，經檢測血液無殘值風險，再恢復哺乳比較安全。

【病友見證分享】乳癌治療臨床案例②

CURE CASE

因血管太細，顯微重建乳房加上對側縮乳整形，手術延長6小時，成功抗癌至今15年

註：以下個案為作者長年任職林口長庚醫院之病患經驗分享，作者現任安德森整形外科診所院長。

我只是生了一場病，人生依舊美好

患者／小敏（中國深圳）

2008年12月28日，從一個陽光堅強的我，在一場突然大病前黯然頹廢，在深圳這個前沿城市，生活的壓力讓每個媽媽們都不敢輕言放棄，我不能倒下，我的孩子我得養。為了活著，我選擇聽從醫生的安排切除一邊乳房保命。2009年1月到2015

- ◇ 罹癌年齡：32歲
- ◇ 癌種期別：乳癌2期
- ◇ 切除手術：右乳全切（乳頭保留式全乳切除）
- ◇ 乳房重建：延遲性自體組織移植（深下腹動脈穿通枝皮瓣）＋對側縮乳（為兩側對稱美觀）
- ◇ 其他治療：化學治療2次，放射治療3次（因為身體承受不住，放棄繼續放射治療）

患者2015年由中國深圳特別到台灣接受乳房重建治療

年10月，整整7年我沒有任何聚餐、任何公眾場合的應酬，我自卑得像個小丑在家宅著帶娃，被先生嫌棄，如果不是孩子太小，我想我扛不到遇見貴人長庚醫院鄭明輝教授。

初遇鄭教授時，他詳細地分析了我的狀況，看了我的N項檢查報告，他自信地告訴我，我只是生了場病，生活依舊美好。信任建立在哪一秒，沒有人知道，當你覺得自己是殘軀，苟活在世上只為了陪孩子長大的痛苦。他告訴我手術可能要10個小時，成功率是99%，費用也是我能承受的範圍內，我毫不猶豫地簽下手術同意書。原本10小時的手術，由於我的血管太細導致手術16個小時，鄭教授高超的專業技術完美地讓我重活。

謝謝！一句輕輕的謝謝怎麼回報得了大恩大德？鄭教授是白衣天使，是上天派來拯救我們女性的天使！是他用實際行動讓我明白，我依然可以生活在一個充滿陽光充滿愛的世界裡；也讓我相信醫學的進步、人類的智慧讓世界有愛。也因為鄭教授，我的生命重見曙光，生命有了新的希望，感恩有您。懷著感恩的心送上最誠摯的祝願，祝鄭院長事業蒸蒸日上，在醫學領域裡取得更大的成績。

三陰性乳癌：乳房切除後，化學治療＋放射治療超過30次，成功抗癌至今5年

罹患乳癌我認了，但我絕不放棄

患者／Alice（中國天津）

2018年10月過完國慶假期，我例行半年追蹤複查乳頭出血的症狀，這已經是第4個半年複查了，之前3次都沒有看出個究竟。心裡總感覺像有個不定時炸彈隨時會引爆一樣。媽媽安慰我不要擔心，如果有癌變應該早就診斷出來了，我若有所思。

忐忑地進了超音波檢查室，醫生一邊檢查一邊詢問我症狀，隨後眉頭緊鎖，我的心也跟著提到了嗓子眼兒，一動不動，時間像是凝固了。醫生轉過頭面向我，輕聲說道：「4c，去找主治醫生吧。」其實當時不太懂4c在B超醫學上

◇ 罹癌年齡：38歲

◇ 癌種期別：三陰性乳腺癌3期

◇ 切除手術：左乳全切

◇ 乳房重建：延遲性乳房重建（深下腹動脈穿通枝皮瓣）

◇ 其他治療：化學治療6次、放射治療25次

◇ 淋巴水腫：顯微下頜淋巴結皮瓣移植手術

患者在2020年特別由中國天津到台灣接受淋巴水腫治療

的含義，但隱約覺得可能結果不太好，腦子一片空白，已經記不清拿著報告是怎麼走到主治醫師診室的。醫生看完報告表情凝重，對我說道：「是癌，而且涉及範圍比較大，需要切除左側乳房。」天崩地裂，不敢相信自己的耳朵，我一直堅持複查，怎麼會就突然是癌了呢，我陷入極度恐慌之中，求生欲占據了所有，來不及科普任何有關乳腺癌的知識，完全接受醫生給出的所有建議，同意切除左乳，保命要緊。手術很順利，術後恢復也不錯，很快出院回到家中靜養。

一切可能來得都太突然了，似乎都還沒緩過神兒來，卻不知更折磨人的痛苦已悄然向我襲來。經過病理分析為三陰型，乳腺癌中最為兇險、侵襲率極高的一個分型，目前為止除了切除癌細胞，化療藥物，暫時還沒有其他口服藥物能夠在後期有效控制癌細胞，所以醫生給出了TCT化療方案，用藥劑量比較大。這個時候醫生的建議像救命稻草一樣，因為我渴望活著。術後1個月我進行了第1次化療，化療前醫生告知化療藥物會有脫髮的副作用，雖然已經在內心給自己做了無數次心理建設，但當化療後2週頭髮一把把脫落的時候，壓抑許久的情緒終於一觸即發，淚如泉湧，沒有任何言語可以描述我的心情。自己對著鏡子，空蕩蕩的前胸，脫落的頭髮，才恍然把自己拉到現實，我成為了一個癌症病人，不禁一次次失聲痛哭。終究要面對現實，哭得已經沒有力氣，化療藥物在身體裡遊走，隱隱作痛，此時倒是希望藥物的作用再來得更兇猛些，因為那樣才能更證明藥物發揮了作用，在殺死可惡的癌細胞。

我捨不得死，放不下的太多，我要活，就這樣一次次過鬼門關，一樣熬過了6次化療，之後是25次放療。在家人的細心照料下終於守得雲開，身體在慢慢恢復，我查閱相關資料得知乳房切除術後可以進行2期乳房重建，於是深深埋下了一個重建乳房的種子，我要找回丟失的乳房。乳房切除術後2年，我進行了重建乳房手術，失去乳房的2年間內心充滿自卑，覺得自己不是一個完整的女人，如今上天給我一次重新找回自己的機會，這不僅僅是乳房的重建，更是乳癌患者心的重建。有了新乳房猶如新生。

第3章

得了乳癌不會變成「少奶奶」

顯微乳房重建技術，治療美觀一次到位

重要醫訊　**台灣乳房重建技術，具國際最高醫療水準**

- 將「深下腹動脈穿通枝皮瓣」乳房重建技術引進亞洲第一人
- 第一位改良組織擴張器使用法，突破傳統撐不大、疼痛的治療瓶頸
- 第一位發明乳頭重建「帽子皮瓣＋軟骨」技術，並結合乳暈醫學刺青術
- 提倡並領導「胸型雙邊對稱」調整，創新對側健康乳房「提、縮、隆」同步整形治療
- 24年臨床經驗，顯微乳房重建手術成功率高達99%以上
- 發表乳房相關論文超過40篇
- 台灣第一位將刺青運用在乳暈重建的醫師

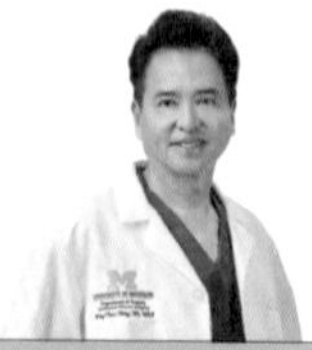

名醫診療室

恢復外型、重塑自信，給自己全新再造的機會

我從長年來與患者接觸的經驗中發現，乳癌最令人恐懼的不是失去生命，而是失去乳房。對廣大的女性來說，失去這個本來應該相伴一生的「好朋友」，不僅感覺自己不再完整，憂慮治療期間無法兼顧家庭與工作，也唯恐會影響夫妻感情，心理壓力非常大。先進的乳癌治療技術，已將罹癌後的生存期大幅延長，但乳房切除手術，對患者不只是生理上很大的創傷，焦慮、沮喪的情緒更會影響日後抗癌的信心與效果，雖能平安活著卻很痛苦。因此，在腫瘤切除手術後重建乳房，是勢在必行的重要治療項目。

「切除腫瘤能活下來就好了，幹嘛還要重建？」、「義乳看起來都很假，硬梆梆的……」早期很多乳癌病人只求治癒癌症，並未有乳房重建的正確醫療觀念，很多人不了解乳房重建對於癌症康復具有多方面的重要性，也因為受限於當時的醫療技術，多數人對義乳有品質不良的印象，擔心重建乳房後續問題會很多，可能經常要「進廠維修」，還可能隨時會破掉、歪掉，因而裹足不前。如果以前這些乳癌患者也能享有現在這樣進步的重建技術，人生的景況就會完全不同。有一位患者在看診時，曾提到她看見自己母親不為人知的「小動作」，內心十分不捨，「我母親在70多歲時發現乳癌，那個年代切除腫瘤後沒有乳房重建的觀念，有一次我看到她穿旗袍的時候在內衣裡面塞絲襪，讓我印象深刻，原來愛美是人的天性，不分年齡……」後來當她知道自己也罹患乳癌時，毅然決然立刻就跟主治醫師表明要做乳房重建，而且希望是立即性重建。

以母女兩代的醫療案例來看，現在的乳癌患者比過去病友幸運一點的是：以前很多人負擔不起做義乳，醫學技術也不好，花錢重建也常被詬病是「碗公奶」、「石頭奶」，人造乳形生硬不自然，動作大一點就會走山移位，大力一點碰撞到就可能破裂漏漿，所以很多人選擇不做重建。而現在的乳房重建技術已非常進步，重建出來的乳房效果自然逼真，柔軟有彈性，不易破裂，而且副作用非常低，已沒有以前的那些顧慮。乳癌腫瘤切除後的乳房重建手術，不同於一般的隆乳整形，手術複雜、技術要求也更高，必須細緻地考量患者乳癌的期別、病況及未來長期的穩定性，也盡量顧全病患對乳房外觀的期望，只要患者能慎選醫師，並與醫療團隊相互信賴、充分溝通，目前的重建效果都很理想。

重建乳房，就是重建人生：讓乳癌從外觀到心理完整康復

無論是取材自己身體的脂肪組織來重建乳房，或是植入義乳（水袋或矽膠袋）的方式，目前國際上乳房重建的技術都越來越精良，可依照患者個人的罹癌情況、年齡、對外觀的期待、經濟條件等因素，提供不同的重建方案。除了幫助患者恢復身體形象，平衡生理機能，另一項重要的功能在於精神治療，穩定罹癌後的情緒，免疫力的提升與藥物治療的效果都能變得更好。

乳房失而復得，還能瘦小腹的「雙贏手術」

1998年我赴美深造，在德州大學安德森癌症中心（全美第一大癌症中心）學習當時美國醫界主流的「顯微橫腹直肌皮瓣」乳房重建手術〔Microsurgical transverse rectus abdominis myocutaneous（TRAM）flap〕，歷經了一段學理與臨床紮實的磨練。橫腹直肌皮瓣重建的方式，是用病人腹直肌的下腹脂肪來填補切除的乳房位置，但腹直肌一旦被切掉，就無法再長回來，會造成身體永久性的傷害，大約有10~20%會產生腹部無力或疝氣等後遺症，顯然不是理想

的手術方式。後來紐奧良的羅伯特．艾倫醫師發明了「深下腹動脈穿通枝皮瓣」〔Deep inferior epigastric perforator（DIEP）flap〕的手術方式，乳房重建技術有了重大突破。這種利用病人的下腹脂肪皮瓣來重建乳房的方式，雖然同樣是挖東牆補西牆的原理，但因為取材的是身體非必要性的多餘脂肪組織，不像以前的手術切取的是部分腹部肌肉和脂肪，因此後遺症比較少，還能因此幫病患「瘦小腹、去贅肉」，做過手術的患者，對於術後恢復的情況和這項額外的「小禮物」都很滿意。我心裡於是認定：這才是我最該學習的技術，再困難我都要學成，並且將技術帶回台灣。

亞洲第一：全球最先進的乳房重建技術引入台灣

２０００年3月22日深夜11點，台灣第一例深下腹動脈穿通枝皮瓣乳房重建手術圓滿成功。由於是第一次在台灣開這種刀，還未來得及建立培訓醫療團隊的默契，當時只有我一個人知道該怎麼進行這種手術，因此開了足足12個小時，現在只需要5個小時以內就可以完成手術了。我把這項在美國習得的最新顯微乳房重建技術帶回台灣，建立林口長庚醫院的乳房重建中心，自２０００年至今已完成超過１５００例，手術成功率高達99％，實際幫助到許多台灣的乳癌患者，也將此項技術推展到亞洲各國，亞洲地區的乳癌患者，終於能獲得與歐美同步的高品質乳房重建技術。

恢復外觀＝恢復自信：乳癌康復更快速、更長效

根據醫學臨床研究，很多疾病治療失敗或是死亡的原因，不一定是因為疾病本身，而是因為情緒。天天擔憂、沮喪，人體的荷爾蒙、免疫力、自癒力、細胞再生機能都會下降，即使有良好的醫藥治療，疾病仍有惡化的可能。所以，乳癌需要的不只是切除腫瘤、殺滅癌細胞等生理治療，長遠來看，更需要心理力量的支持，才能確保長期的療效，降低復發的風險。這也是我們努力推動乳房重建醫療的重要原因。

目前台灣的乳癌患者，在乳癌腫瘤全切除手術之後有做乳房重建的比例不到10％，相較歐美國家80～90％的比例相距甚遠，由此可見許多台灣乳癌患者正深陷失去乳房的痛苦與不便，乳房重建這項醫療觀念在台灣有待努力推廣。以現在進步的乳癌治療技術與治癒率來看，如果能再加上乳房重建技術，恢復患者身心的完整感，相信會有更多患者能超越預後存活期，活得更長壽，而且快樂有自信。

連對側乳房都幫你顧好：給癌友貼心的「醫＋美」治療

雖然「乳房重建」不是為了「乳房整形」，但有個小確幸：現在的乳房重建，不僅可以很有效

率地幫癌友恢復手術切除後的患側外貌，品質也能達到自然、柔軟、美觀、長久性。讓很多人更意想不到的是，乳房重建技術已進步到：在重建患側的同時，也能照顧到「對側乳房」的美觀，只要是在醫師評估合理、必要的情況下，重建手術可以一起調整雙邊乳房的形狀、高低位、尺寸大小，使重建後雙邊乳房更為對稱好看。

CURE CASE

「加分項」也很重要，先天問題重建時一起解決

有位乳癌患者進行一側全乳房切除，因為還需要放射治療，所以決定做延遲性乳房重建，她聽說手術時可以調整另一側的健康乳房，非常期待地詢問：「醫生，我想順便把我另一邊乳房縮小一點，可以嗎？」原本她的乳房因為過大下垂（站立時，乳頭在胸部的最低點稱為「下垂」，若乳頭略低但未至最低點為「假性下垂」），很沉重也不美觀，經過溝通討論，我們在重建手術中，先將原本F罩杯的健康側乳房縮小調整到D罩杯，並將乳癌切除的這一側等比例重建再造，使兩邊乳形

我為每位患者記錄手術計畫及術中重要步驟的手繪稿

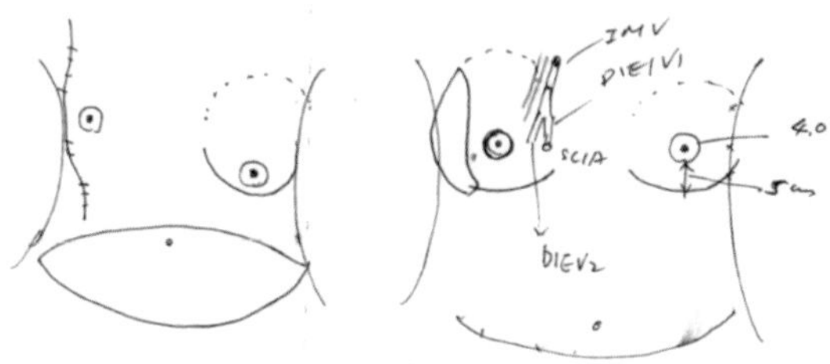

術前　術中

對稱，也解決了以前乳房過大的困擾。這位患者對手術結果非常滿意，經過兩側胸型的同步調整，穿起衣服比以前更好看，走路、活動也輕鬆不少。

乳房重建的最新趨勢

⁂ 目前乳房重建的效果：

☑ 外觀擬真 ☑ 柔軟自然 ☑ 永久 ☑ 對稱

☑ 副作用少 ☑ 恢復身體左右平衡

⁂ 顯微乳房重建手術之優勢：

手術時間4～5小時，住院時間短，約5～7天，術後恢復快。

⁂ 乳房重建2大方式：

❶ 自體組織移植重建：以患者自己的身體組織（首選腹部脂肪皮瓣）做為乳房重建的資源，無異物反應，副作用很少。此方式可避免義乳植入物莢膜攣縮、滲液破裂等風險。

❷ 義乳假體植入重建：通常以矽膠袋或水袋植入重建，自然度可能不如自體組織，但尺寸調整較彈性。此重建法與自體組織移植一樣，可免除穿著義乳胸衣的不便。手術時間約1小時，住院3天，恢復更快。

⁂ 過渡期：穿著義乳胸衣

選擇延遲性乳房重建者，在腫瘤切除後尚未做自體組織移植或植入義乳的過渡期，會需要穿著義乳胸衣一段時間，缺點可能包括：內衣與身體不服貼、重量壓肩、需經常清潔、悶熱不透氣、日常活動摩擦可能造成疼痛紅腫、動作較大時義乳襯墊可能滑動掉落等，建議及早進行延遲性乳房重建治療。

乳房切除後，該選「立即性重建」或「延遲性重建」？

依照手術的時間點，乳房重建可分為「立即性重建」（Immediate breast reconstruction, IBR）及「延遲性重建」（Delayed breast reconstruction, DBR）。早期在醫學觀念和技術條件下，乳房重建多為義乳假體植入法（鹽水袋或矽膠），時間上與切除手術分開來做，多限於延遲性重建。當時的醫療觀念，擔心立即重建乳房會干擾化療或放療等其他治療項目，也擔心填充物可能會使癌症的追蹤出現困難，所以有很多乳癌患者並沒有做乳房重建。現在的醫學和科技非常進步，乳房X光攝影、超音波、胸部電腦斷層、磁振造影、骨骼掃描等，檢查的儀器設備與人員操作技術皆大幅提升，乳房重建後都可以正常檢查和篩檢，不用過度擔心。

立即性重建：病患醒來時，切除＋重建皆已完成

立即性重建是在腫瘤切除手術時一起進行的，這是乳房整形外科最建議的重建時機點，對患者來說有許多優點，但與切除腫瘤的手術必須完美地無縫接軌，主刀醫師的技術必須非常純熟。因為

是2種手術一起進行，術前需要多一些時間與病人溝通，說明2項手術的詳情，確認病患的乳癌情況和生理條件是否適合，手術時間也會比單純切除腫瘤來得長，病患要有充分的心理準備。

立即性重建5大優勢

1 維持自信水平，避免憂鬱症與心因性免疫失調

對於乳癌患者心理健康的提升，是立即性重建一項無可取代的優勢。沒有立即性重建的患者，往往會有好幾個月甚至好幾年沒有乳房，在等待延遲性重建的過程，病患必須經歷痛苦沮喪的情緒，非常煎熬。在未做乳房重建的病人之中，有些患者來門診時會沮喪地說：「每次看到手術的疤痕和空蕩蕩的胸部，就好像一直在提醒我，我是個乳癌病人……」、「每天我都不知道該怎麼面對我先生，有時候會不自覺地迴避他……」。有一位在乳房切除手術7年之後，因為看到醫療資訊才決定做乳房重建的患者無奈地說：「我已經很多年沒有參加團體活動，也放棄了自己最喜歡的舞蹈表演……」這些負面的精神狀態，不只會轉為生理失調，影響乳癌治療的成效，更影響患者活著的每一天與長遠的後半人生。乳房重建就像義肢一樣，得以補強生理失去的平衡，也能紓解患者巨大的心理負擔，如果在罹癌後能夠知道有先進的重建手術可以依靠，不需要承受「害怕失去乳房」的

這種感覺，也比較不會對後續癌症治療覺得恐懼，光是這一項優點，現在回頭看我當年苦心研究、把重建技術引入亞洲，仍覺得很有意義。

2 減少一次手術與住院天數

立即性重建還有一個很大的優點，就是方便性，病患不必因為再次手術的需要，必須經歷再一次的術前準備、手術時間、住院天數。而且病患在接受乳房切除後，麻醉過後醒來，不再感到自己有缺陷，見到的已是重建後的乳房，腫瘤也已經切除，不必擔心還要準備下一次手術，尤其對現代人來說是很有效率的治療方式。

3 減少一次麻醉風險

現在的手術全身麻醉雖然已經相當安全，風險極低，但能減少一次手術、一次麻醉、一次侵入性治療，對患者來說都有好處，相對減低了風險指數和心理壓力，整體上也提升了醫療的安全性。

4 乳房皮膚組織保留機率高，效果更美觀

乳房立即性重建比較容易達成美觀的效果，因為乳房外科醫師會在做乳房切除時，將患側乳房的皮膚盡量做保留，甚至視情況有機會保留乳頭和乳暈，重建結果較容易達到和真實乳房接近的高

水平，尤其較能保住下乳房的曲線，重建後的乳房會更真實而飽滿，皮膚神經感覺的恢復也較佳，手術疤痕也會比較小，整體來說，乳房外觀都比延遲性重建更好。

5 節省治療費用與醫療資源

在同一次手術就完成乳房切除與乳房重建，在花費上可大為降低醫療成本，醫療費用的節省最主要是住院天數減少，以及減少重複性的術前準備。1996年美國德州大學安德森癌症中心就曾經提出統計，當年乳癌切除後立即性重建所需花費約19000美金，延遲性重建則是29000美金，依現在的情況，同樣是乳房切除合併立即性重建較為節省醫療費用。

慎選主刀醫師，確保手術成功率

立即性重建一般來說不會干擾化學治療及其他藥物治療，但如果因為病患體況因素，或自體組織移植、義乳植入等手術技術不純熟而出現問題，則可能發生部分重建的組織皮瓣壞死，或是傷口癒合不良、感染，進而延遲其他治療項目的療程。這些情況其實屬於技術問題，可分兩部分的品質來要求：

● **手術醫師的技術**：在選擇主治醫師之前，要先了解醫師精通的手術術式，選定臨床經驗豐富、技術純熟、成功率高、美學觀念強的醫師來主刀，即可避免前述大部分的問題。

● **重建取材的技術：**採取自體組織移植到乳房缺損的部位時，要使用改良的「自由皮瓣」採取方式，可以比傳統局部皮瓣移植法得到更好的血液循環，減少移植後皮瓣壞死或傷口癒合不良的機率。這個部分一樣非常仰賴乳房整形重建外科醫師的技術。

立即性重建不會增加復發，不會干擾追蹤

許多乳癌患者會擔心做了立即性乳房重建後，是否會影響癌症的復發？關於這個問題，德州大學安德森癌症中心做過統計：早期的乳癌患者，如原位癌和第1、2期，無論有或沒有進行乳房重建，局部復發率和全身性的轉移率，在統計上沒有明顯的差別：在皮膚保留式乳房切除加立即性重建的比率是6.7%，在全乳房切除是

「局部皮瓣」vs「自由皮瓣」有何差別？

傳統的乳房重建手術，從身體取材的組織稱為「局部橫腹直肌皮瓣」（Pedicle TRAM flap），包括皮膚、皮下脂肪及橫腹直肌，但移植後的血液循環經常不夠理想，因此發生組織壞死、移植失敗的比例較高。為了增進移植後組織皮瓣的血液循環，提升移植成功率，改良做法為「自由橫腹直肌皮瓣」（Free TRAM flap），即連同周邊的動靜脈血管一起擷取，以顯微手術與胸背動靜脈或內乳動靜脈精密縫合，讓移植的組織皮瓣血液循環變得更好，不只能大幅提升乳房重建的成功率，也能減少腹部日後疝氣或無力等後遺症。

7%，差異甚微，根據長期的醫學研究顯示，做「立即性重建」及「皮膚保留式乳房切除」不會增加乳癌復發的機會，也不會影響追蹤偵測。（註1）

一般來說，乳癌的復發有較高的機會是在表淺處，約有3/4是在皮下脂肪，皮下脂肪的部位比較可以觸摸到，每個月的自我檢查或乳房外科醫師的觸診通常可以發現；另有1/4的復發是在深層，位在肋骨之下或肋膜及肺部，這些復發必須經由骨骼掃描或胸部電腦斷層才能偵測出來，進行這些檢查時，重建的乳房組織不會影響檢查的準確性。

乳房重建如果要使用自體組織，首選部位是腹部脂肪，但在進行立即性重建之後，若對側乳房有復發或出現第2個乳癌，就可能較適合使用矽膠袋義乳，或以大腿脂肪組織做移植，進行第2次重建。（註2）

使用腹部脂肪皮瓣的立即性重建

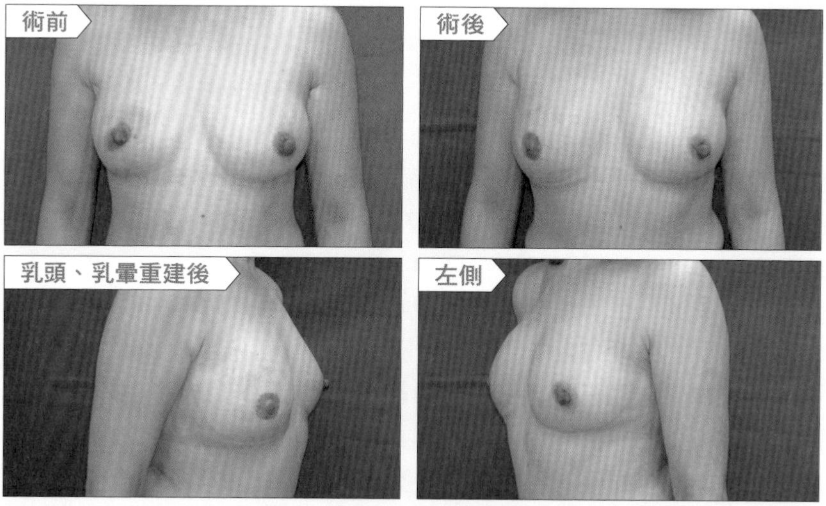

採取右乳皮膚保留式全切除，利用腹部脂肪皮瓣重建乳房的深下腹動脈穿通枝皮瓣（DIEP flap）手術。

健康乳房「預防性切除」適用立即性重建

乳癌風險較高的族群如一等親或二等親（祖母、母親或姐妹）有罹患過乳癌，而且個人已經有單側乳癌的病患，有越來越多人在詢問是否該做「預防性乳房切除」，也就是除了切除有癌症的一側乳房，也考慮連正常側的乳房都一起切除。這個選項必須經過醫師嚴謹的風險評估，若患者選擇做這項切除手術，立即性重建的技術也能提供同時做兩側的乳房重建，如果患者腹部的「脂肪原料」充足，建議採行深下腹動脈穿通枝皮瓣的重建術式，將小腹的脂肪分為兩份，提供雙側乳房重建使用，只要原料充足，重建後的乳房仍可以對稱而好看，若患者腹部的脂肪量不足，就會以矽膠袋義乳植入的方式來重建。

使用義乳的立即性重建

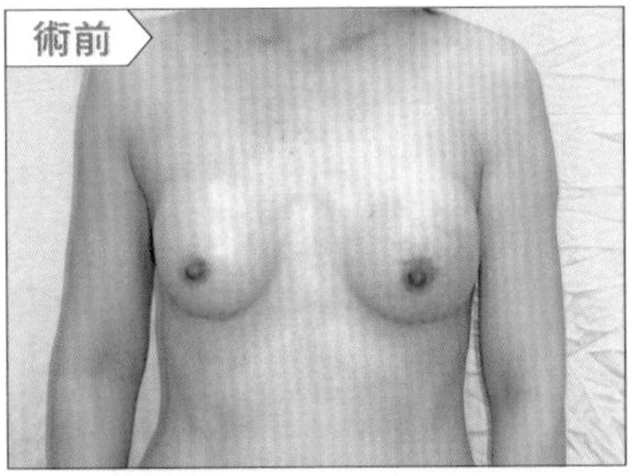

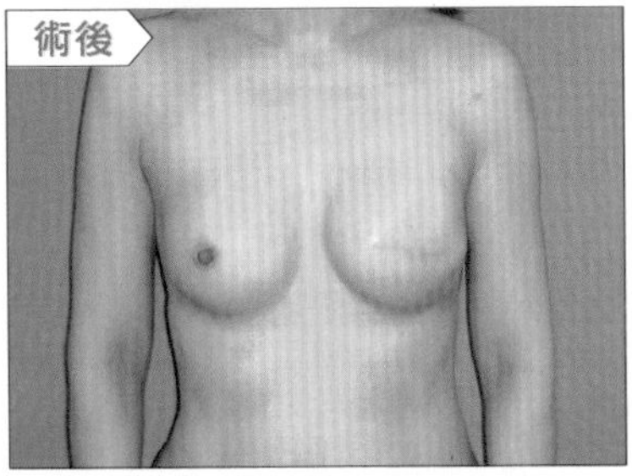

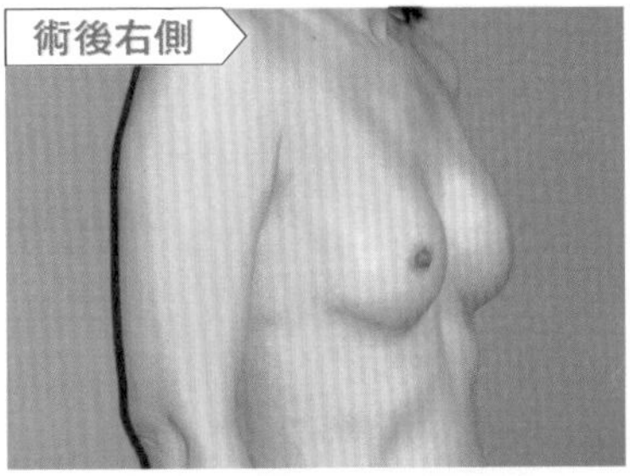

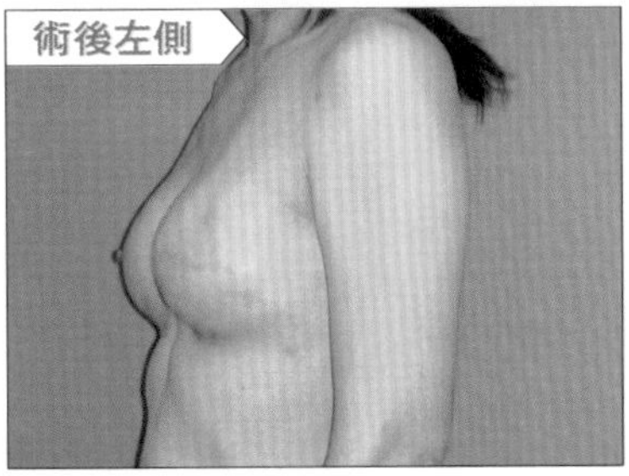

左乳為皮膚保留式全切除，
使用矽膠義乳重建。

避免皮瓣縮水，放射治療宜優先

對患者言，還有一個常有的疑慮是：重建乳房會不會干擾到放射治療？現在的放射治療技術不僅已3D化，治療時還可以調整放射劑量及照射深度，乳房重建的組織物並不會干擾到放射治療。

立即性乳房重建很適合不需要使用放射治療的患者。如果評估乳癌需要做放射治療，若先做立即性重建，再接受放射治療，重建的乳房會變小、變硬，就像微波過的蘋果一樣，移植的自體組織可能會發生脂肪壞死或纖維化，這是術前需要考慮到的。乳房外科與乳房整形重建醫師會審慎評估2種治療最佳的實施順序，如果必須做放射治療，乳房重建將會改為延遲性重建，約在放療後3個月。但另一種情況是，如果腫瘤大於5公分，或已侵犯到周圍組織，導致必須切除的範圍較大，在切除時可能無法直接縫合，必須再搭配皮膚移植並且一併進行立即性乳房重建，在審慎的療效評估條件符合下，放射治療則會建議在重建手術後6週再開始進行。選擇乳房的重建方式，需考慮個人治療計畫中各項治療法能否銜接順暢，讓可能發生的後遺症越少越好。

乳癌切除手術搭配立即性重建，是個方便、經濟、幾乎沒有危險的選擇，術後追蹤患者的治療成果，美觀性與復原表現也極佳，尤其切除腫瘤時如果能保留乳頭和皮膚，更可以達到最理想的效果，現在手術中有嚴格的乳頭切片檢驗做把關，可大為降低保留乳頭而造成乳癌復發的風險。但要配合乳頭保留式乳房切除術來做立即性重建，手術的複雜度比較高，會比全乳房切除後重建來得困難，因此，在第一階段切除手術時，也要選擇經驗豐富的乳房外科醫師，對重建的效果會有很大的幫助。

針對「乳頭保留式乳房切除加上DIEP皮瓣重建」，我做了改良創新，使用乳房外側腋下傷口，在腋下的胸背動靜脈吻合血管，術後只有一條疤痕，家人或朋友都看不出有做乳房切除的樣子。（註3）

乳頭保留式全切除的立即性重建

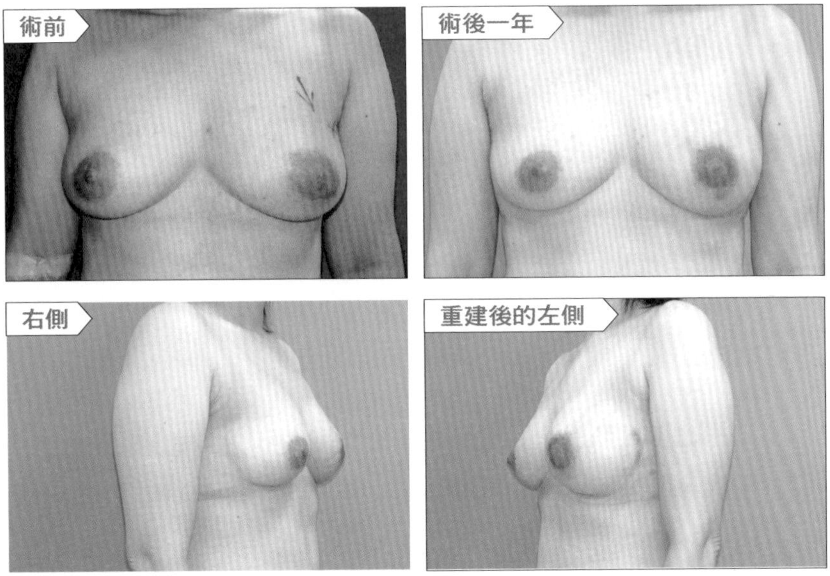

採取左乳乳頭保留式全切除，利用腹部脂肪皮瓣重建乳房的深下腹動脈穿通枝皮瓣（DIEP flap）手術。

哪些人不適合立即性重建？

病人意願不高時：

如果因為擔心手術時間長、住院天數、工作限制或個人體況因素，可把重建的時間延後，再多做考慮，未來決定重建則採行延遲性重建手術。

肥胖，BMI過高：

如果患者在手術前BMI大於30，手術的後遺症會稍微提高一些。乳癌的預防與治療、乳房重建效果的持久穩定，都需要有良好的體重管理來支持。

晚期預後不佳：

病人已經是癌症晚期，或乳房皮膚已被癌細胞侵犯而紅腫、潰爛需要切除，且可能在術後需要做放射治療等情況，重建時間需再做考慮。畢竟乳房重建的目的，在於提高患者的生活品質與心理健康，若癌末病人接受重建的意願極高，在不影響其他治療的情況下，仍可以考慮以簡單的方式重建。若病患身體狀況虛弱，不適合長時間麻醉，或像曾經有一位病人來看診時，乳房皮膚已潰爛紅腫，為癌症晚期，評估後續的治療恢復效果可能不好，這樣的情況就只適合做腫瘤切除，盡量把傷口縫小，移植頭皮或大腿皮膚來補胸部的傷口，在此情況下，乳房重建並非重點，胸壁重建才是，最重要的是盡快做放射治療與化學治療。

迷思解誤

重建不影響放射治療，但放射治療會影響重建

乳房重建不會影響放射治療的效果，但放射治療會影響乳房重建的效果。這兩項治療法會經由醫師評估而決定先後順序和間隔，通常有兩種情況：

1. **乳房重建優先：**經醫師評估無須放射治療或可延後放射治療時程，或是特殊情況必須配合切除手術先做乳房重建者，若還需放射治療，宜在切除手術後6週再開始進行。

2. **放射治療優先：**經醫師評估患者必須先進行放射治療，在放射治療療程完成後約3個月後，再考慮進行延遲性乳房重建的時間。

延遲性重建：放射治療結束，就是重建的好時機

如果不是因為要先做放射治療，會選擇延遲性乳房重建的原因，通常是患者在做乳房切除手術時，因為醫療資訊不足而失去選擇立即性重建的機會，或是因為當時恐懼的心理、擔心手術成功率等因素，暫時無法接受重建手術。建議這些患者在完成放射治療、化學治療約3個月後，與醫師討論進行延遲性乳房重建的適當時機與做法。延遲性重建或立即性重建，在乳房填充材料的選擇性都是一樣的，醫師會評估病患乳房切除的量體，以及身體是否能供應足夠的脂肪皮瓣等條件，決定使

用「自體組織皮瓣」或「義乳植入物」重建材料，特殊情況才會以2種材料搭配重建。

延遲性重建會影響品質嗎？

相較於立即性重建，延遲性乳房重建手術技術較困難、要考慮比較多的面向，如乳房皮膚面積是否足以供應重建需求，前階段切除手術留下的疤痕組織及方向、淋巴結廓清後的腋下凹陷等，都是需要額外考量和處理的部分。

● 挑戰點：無預留皮膚來包覆重建組織

在接受全乳房切除時，如果當時決定不接受立即性重建，乳房外科醫師就會把多餘的皮膚都切掉，再將傷口直接縫合成一條直

使用義乳的延遲性重建

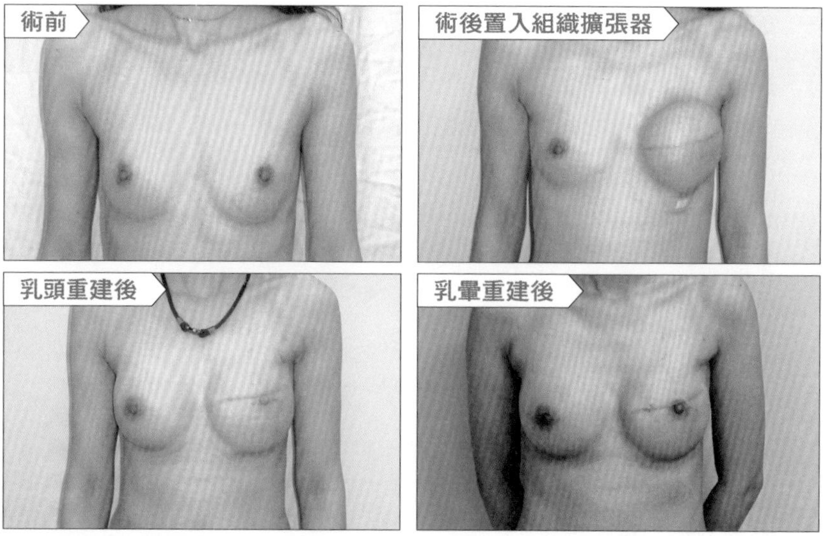

左側移除組織擴張器後，更換為永久性矽膠袋。右側的隆乳手術從左側胸部傷口用內視鏡操作。

線。若後來決定要進行自體組織乳房重建，像是使用腹部、大腿或臀部等部位的脂肪皮瓣，覆蓋在上方的皮膚非常重要。若決定使用義乳重建，或希望重建後的疤痕能像立即性重建一樣較集中，那也需要多一道程序，先植入組織擴張器，分次從皮下打水，一次約50cc，增量將皮膚逐漸撐鬆，待一段時間撐出足夠的乳房皮膚及重建空間，才能進行自然皮瓣或人工矽膠袋的植入。

●挑戰點：切除手術疤痕組織沾黏與纖維化

切除腫瘤後，胸部傷口癒合會有疤痕組織沾黏或纖維化的現象，在重建手術時，醫師要盡量把這些疤痕組織都先放鬆，才能做出一個漂亮的乳房，醫師在這個步驟的細心程度，對未來外觀的影響很大。

●挑戰點：腋窩凹陷必須補滿整形

乳癌細胞若有侵犯到腋下淋巴，而在切除時一併進行腋下淋巴結廓清術時，那大部分的淋巴結都會被切除掉，腋下凹陷會明顯易見，若使用腹部脂肪進行深下腹動脈穿通枝皮瓣的重建方式，在手術時除了重建乳房，也要將腋下凹陷處一併修補，才會達到最令人滿意的結果，尤其在夏天穿短袖的自由度會有明顯改善，衣著的選擇比較不會受限。

● 挑戰點：必須尋找新一套血管系統

還有一項顯微技術的挑戰，現在重建乳房所擷取的皮瓣組織，都已改良為血液循環效果較好的「自由皮瓣」擷取方式，要連同腹部動靜脈一起移植到胸部，所以醫師必須在胸部找到一套健康的血管來連接，做為自由皮瓣血液循環的供應來源。而在延遲性重建的時候，有時胸背動脈會因為第一階段切除手術時的損傷而無法使用，或因為疤痕組織沾黏嚴重而剝離困難，當然，這個問題對於經驗豐富的醫師而言不是困難的，專業技術能與時俱進的醫師，大多會知道還可以採用內乳動靜脈來做為接合的血管。內乳動靜脈的手術方法比胸背動靜脈來得困難，位置比較內側，沒有經驗的醫師多不敢貿然使用，但接合的結果會比使用胸背動脈來得漂亮。因為血液供應充沛，移植的脂肪皮瓣存活性極佳，重建的乳房在內側也能比較飽滿，容易做出乳溝的形狀。

延遲性重建雖然比立即性重建有更多挑戰，但在有經驗的醫師手中都可以克服，以目前的技術都能達到自然、漂亮、永久、對稱的效果。尤其目前乳癌的治癒率已經很好，存活年期大幅延長，我們衷心建議，患者不需要，也不應該因為乳癌失去乳房而一再忍受不便，或者終生感到缺陷與遺憾，無論是立即性重建或延遲性重建都非常值得推廣。

配合治療腳步，何時開始做乳房重建比較好？

過去有一段很長的時間，乳房外科或腫瘤科醫師鼓勵病患在乳房切除後2年內不要做重建，原因是乳癌復發最多是發生在2年內。然而，近年來已不再做這樣的限制與建議，乳癌的復發率在台灣是2～5％，在美國約2～3％，權衡這2～5％的復發率，比起95％病人的生活品質與心理創傷，這樣的長時間等待顯得不合理也不公平。協助病患早日自覺真正脫離乳癌的陰影，是乳房重建醫師最大的責任，而且現在的醫學技術更為進步，臨床經驗與實證也更為充足，對於延遲性重建究竟要延遲多久，普遍已有新的共識：乳房切除手術後必須做放射治療或化學治療的患者，一般來說，化學治療完成建議等1個月，白血球恢復正常之後，放射治療完成則建議等3個月以後，經醫師評估身體狀況，即可開始考慮進行乳房重建手術。

• 組織擴張器鄭氏改良法：減輕疼痛，成功撐大目標尺寸

延遲性重建，因為無法預留足夠的乳房皮膚來包覆移植皮瓣或義乳，傳統做法會需要一段時間使用組織擴張器，逐漸撐出需放入填充物的空間量體，並製造出足夠的皮膚延展面積，需要先進行手術將擴張器植入皮下，在切除腫瘤的部位安裝一個打水的突起閥（Valve），每1～2週打入生理食鹽水50～100cc，逐次累積，必須要將皮膚撐得比對側健康乳房略大一些，約3個月後皮膚撐大撐鬆達到目標，再把組織擴張器取出，進行自體組織皮瓣移植或放入永久性矽膠袋義乳。

我的立即性重建手術方式通常能做到1次就重建完成，可以免除患者使用組織擴張器的過程。

（註4）除非患者很瘦，皮膚、皮下組織很薄，那就必須使用組織擴張器。在其他醫院，臨床上很多病患每次回診打水時都會喊痛，有些患者因為疼痛的問題甚至想要放棄重建乳房，或是不想再繼續撐到預定的大小，打算半途而廢、縮減乳房重建的尺寸，不但過程辛苦，若重建治療後外觀未達預定目標也會造成長遠的影響。我仔細研究傳統的組織擴張器使用方式，發現它放置在胸大肌下，不容易撐大，也由於肌肉緊繃，所以撐大時患者會感覺非常疼痛。於是我改變組織擴張器放置的位置，放在皮膚下、胸大肌前，既可撐出較大的空間，擴張器也不易滑動位移，患者因為在打水撐大時幾乎不太疼痛，因此都能堅持做完撐大的療程，使重建的乳房尺寸順利達到預定計畫，外型飽滿美觀。（註5）

「傳統做法vs鄭氏改良法」組織擴張器撐大效能比較

	傳統做法	鄭氏改良法
擺放位置	胸大肌下	皮膚下、胸大肌前
打水疼痛感	非常疼痛	疼痛感低
撐大效果	低於理想值	達到理想值
位移偏差	擴張器易向上滑動，撐大位置易偏差	擴張器不易滑動，預留空間較準確
使用結果	因打水增大的過程疼痛，許多患者放棄繼續撐大，重建乳房可能偏小且位置可能不精準	疼痛感大幅減輕，患者可順利達成預定打水量，重建的乳房飽滿美觀

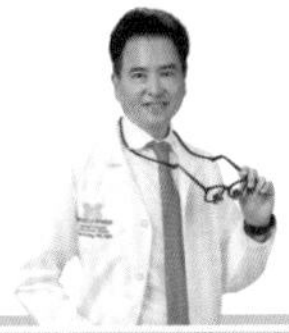

引入亞洲新技術：
一次完成「切除腫瘤」、「乳房重建」、「對側乳房調整」

1次手術能解決的事，就不必讓患者開3次刀。「乳房腫瘤切除」是乳癌手術治療項目中的基本式，接下來藉現代醫學之力，不只能做到雪中送炭的「乳房重建」，更能錦上添花做「對側乳房調整」。這3項手術關係緊密，相輔相成，目前也皆有最先進的顯微技術可以達到良好的治療效果，在患者腫瘤情況與身體條件符合下，這3種手術甚至能在1次手術過程裡一起完成，且成功率高達98%以上。這種效果良好又高效率的3合1同步手術方案，是目前全球醫界與乳癌患者進行乳房重建時的首選。

一般病患因為缺乏專業背景，面對紛雜的醫療資源，無法判斷什麼是「最佳治療方案」，所以在與醫師討論醫療計畫時，經常處於沉默被動的狀態，尤其乳癌的治療項目複雜，罹患乳癌的患者又陷於慌亂焦慮的情緒中，非常需要積極的醫療指引。當切片報告結果出來，對於確診乳癌的患者，乳房外科與整形重建外科的主治醫師，應立即協助患者了解個人的癌種與期別，以及有哪些治療效果最好、成功率高、安全完善、最適合患者的完整乳癌治療方案，尤其是手術這種侵入性的治療更需要詳細的說明，讓患者對自己的病情和手術方式能清楚了解，對醫師能信賴，並在手術前有充分的體況與心理準備，這是我在門診與每位患者溝通時很重視的部分。

乳房切除（詳見第2章）、乳房重建（本章重點）這2大手術治療項目，以及視患者情況是否有需求做「對側乳房調整」手術，3個面向的考量，就是一套完整的乳癌手術治療方案。這套模式中的3類手術各可細分出幾種不同的術式，可依個人病況條件做選擇。

乳癌病況和體況條件符合下，3類手術中比較理想的術式選項

• 乳房切除手術 •

＊**術式種類：**保留式乳房切除、全乳房切除、腋下淋巴結廓清術、前哨淋巴結切片術

＊**理想選項：**保留式乳房切除（保留乳頭，Nipple-sparing Mastecomy／保留皮膚，Skin-sparing Mastectomy）

適合乳頭保留式乳房切除的條件，必須是腫瘤較小，且位置距離乳頭3公分以上，符合條件可用內視鏡輔助切除受

乳房切除手術

右側乳頭保留式乳房全切。適合腫瘤較小，且位置距離乳頭3公分以上的患者。

（內有醫療手術真實照片，可能會造成不適，請自行斟酌觀看）

侵犯的乳腺組織，盡可能保留原乳房的皮膚和乳頭、乳暈，重建的結果會較自然、較令人滿意。若腫瘤距離乳頭不到3公分，乳頭、乳暈受癌細胞侵犯的機率高，通常就會切除後再重建，仍可評估皮膚是否能保留給重建時使用。

• 乳房重建手術 •

＊**術式種類**：立即性重建、延遲性重建

＊**理想選項**：立即性重建

乳房重建與腫瘤切除手術在同一次手術中進行，能減少1次手術的時間與醫療資源，更重要的是可大幅降低患者對失去乳房的衝擊，減少罹患術後憂鬱症和情緒壓力問題。因為乳房切除手術可能配合盡量保留住乳房的皮膚、乳頭、乳暈。立即性重建移植的DIEP皮瓣或義乳植入物能被自然地包覆，外觀效果會更好。

乳房重建如果是採取自體組織，通常以腹部脂肪皮瓣的取材量較足（除非腹部很瘦者）；義乳假體的優點是可以提供較大的體積需求量，可符合各種乳房尺寸的重建，手術時間短，恢復較快，也足以提供對側乳房的整形需求量，外觀較飽滿。

乳房重建方式	原料取材首選
自體組織移植	腹部脂肪皮瓣（DIEP，深下腹動脈穿通枝皮瓣） ＊次選方案為大腿、臀部脂肪皮瓣
義乳植入物	果凍矽膠、水滴型果凍矽膠（Shaped Implant）、魔滴（Motiva）、柔滴（Sebbin） ＊傳統鹽水袋目前較少使用

• 對側調整手術 •

＊**術式種類：**提乳、縮乳、隆乳

＊**理想選項：**依患者雙邊乳房對稱性的需求選擇術式

如果患者對自己原本的胸型很滿意，患側乳房切除後的重建，會參照對側健康乳房的胸型和尺寸來重建。如果原本的胸型有下垂、萎縮或過大的困擾，可與醫師溝通討論，訂出適合的罩杯級數與高低位置，先做好對側健康乳房的調整（如提乳、縮乳或隆乳），再以此為標準，進行患部的重建，「先做對側，再做患部」，讓兩邊胸型對稱美觀。

【重建首選】自體組織皮瓣移植：無排斥、低副作用、自然、永久、柔軟

以相容性和穩定性來說，乳房重建使用的填充材料若能取自於患者本身的生理組織，是最理想和安全的做法，在乳房重建手術中稱為「自體組織皮瓣移植重建」。這項技術的發展，在1982年卡爾．哈特蘭普夫（Carl R. Hartrampf Jr.）醫師曾發表使用人體橫腹直肌皮瓣（Pedicle TRAM flap）來進行，雖然自體組織可以比義乳假體更為自然，但取材的是人體肌肉的部分及下腹脂肪，疼痛度高且會造成身體永久性、不可逆的損傷，有些病患會發生移植組織的部分壞死（1%）、脂肪壞死（15~30%）、腹部無力（20~30%）及疝氣（5~10%）等多種問題，現在醫界已不常使用這種傳統手術。另一種早期也常用的闊背肌皮瓣（Pedicle LD flap）重建方式，也是採取人體闊背肌的部分來做乳房重建，和提取橫腹直肌具有相似的缺點，而且闊背肌部位能取得的肌肉皮瓣體積小，重建時還需再加上一個小的矽膠袋義乳來補充大小，2種材料的整合使重建手術變得更複雜、風險變高，效果並未更好，因此並不推薦。

橫腹直肌皮瓣手術的做法，後來被修改為「自由皮瓣」，連同皮瓣周圍的動靜脈一起採取下

乳房重建手術發展史

1940年 義乳重建（Implant）
▼
1979年 闊背肌穿通枝皮瓣（Pedicle LD flap）
▼
1982年 局部橫腹直肌皮瓣（Pedicle TRAM flap）
▼
1988年 自由橫腹直肌皮瓣（Free TRAM flap）
▼
1991年 淺腹動脈穿通枝皮瓣（SIEA flap）
▼
1992年 深下腹動脈穿通枝皮瓣（DIEP flap）
▼
1998年 臀動脈穿通枝皮瓣（GAP flap）
▼
2010年 深股動脈穿通枝皮瓣（PAP flap）

重建皮瓣「易胖難瘦」，術後要控制體重

取自身體的自由皮瓣組織，會隨著體重的變化而跟著改變，這是自然現象，尤其它獨特的體質是「容易跟著腹部脂肪發胖而一起變胖，但不容易再瘦下來」。所以患者在乳房重建後，一定要維持勻稱而穩定的身材、體重，避免發胖、過度減肥或忽胖忽瘦，以免影響重建乳房的脂肪胖瘦與外觀。

來，將其與重建位置的動靜脈接合，重建部位的血液循環變得更良好，移植的組織成功存活率也因此更為提高，這是一項重要的技術突破。

1992年，美國的羅伯特．艾倫醫師改良了橫腹直肌皮瓣手術的做法。近年來在重建取材的部位上也有更好的做法，如「深下腹動脈穿通枝皮瓣」為現在主流術式，最大優點就是患者不再需要犧牲橫腹直肌，而是使用腹部多餘的脂肪當重建材料，對身體破壞性減少，大幅改善傳統術後腹部疼痛、無力、肌肉缺損，供應區血液循環不良等後遺症，另外也有針對腫瘤和切除範圍較小的術後重建方式，以下分別介紹這3種手術方式。

術式1 腹部脂肪移植：深下腹動脈穿通枝皮瓣乳房重建術

2000年我完成了台灣第1例深下腹動脈穿通枝皮瓣乳房重建手術（穿通枝為深下腹動脈），一切圓滿成功。當年引進這項乳房重建技術，是亞洲乳癌醫學界與患者共享的全新里程碑。深下腹動脈穿通枝皮瓣乳房重建技術，主要是採取患者的腹部脂肪組織，且通常是多餘的脂肪，移植至胸部，填充乳房切除後缺損的部位，不必再犧牲橫腹直肌，這也是目前全球乳癌醫學先進國家最主力的乳房重建手術方式。

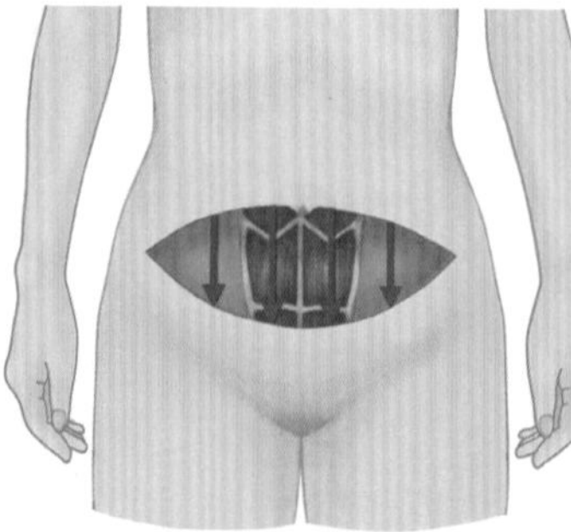

2 將上腹部的皮膚往下拉，縫合

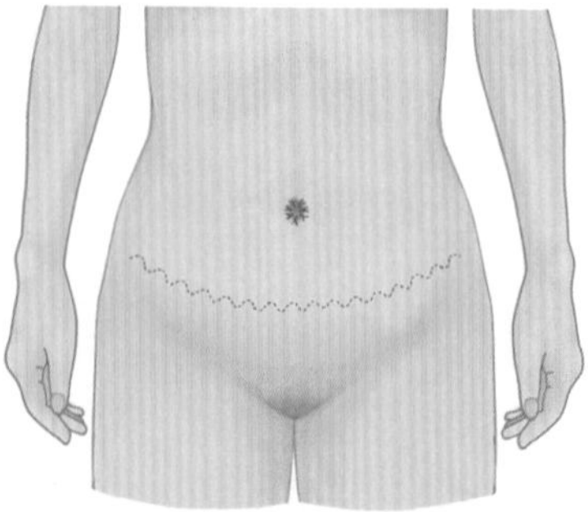

3 傷口縫合後，有縮小腹的效果（肚臍還是原來的）

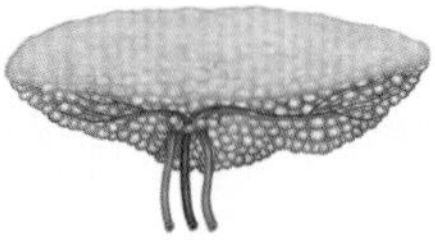

4 去除皮膚、保留脂肪及深下腹動靜脈的腹部脂肪皮瓣

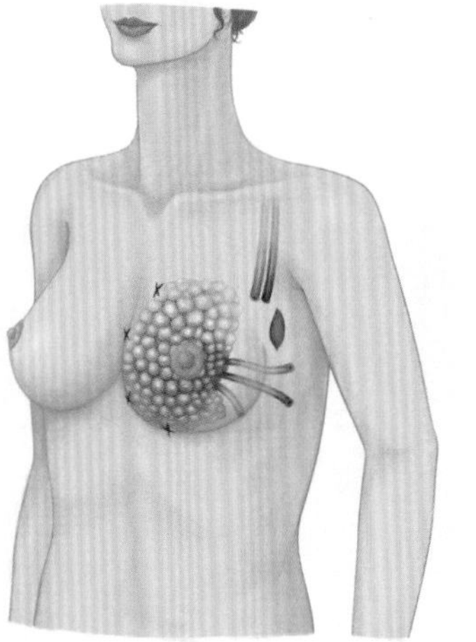

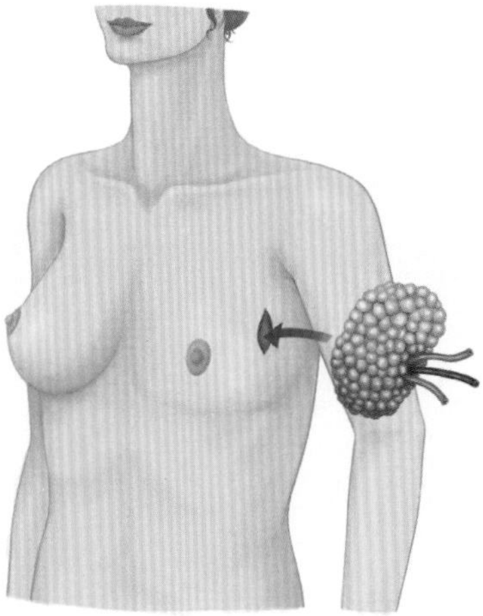

5 將雕塑成乳房形狀的脂肪皮瓣、動靜脈移入患側乳房

深下腹動脈穿通枝皮瓣乳房重建手術的流程

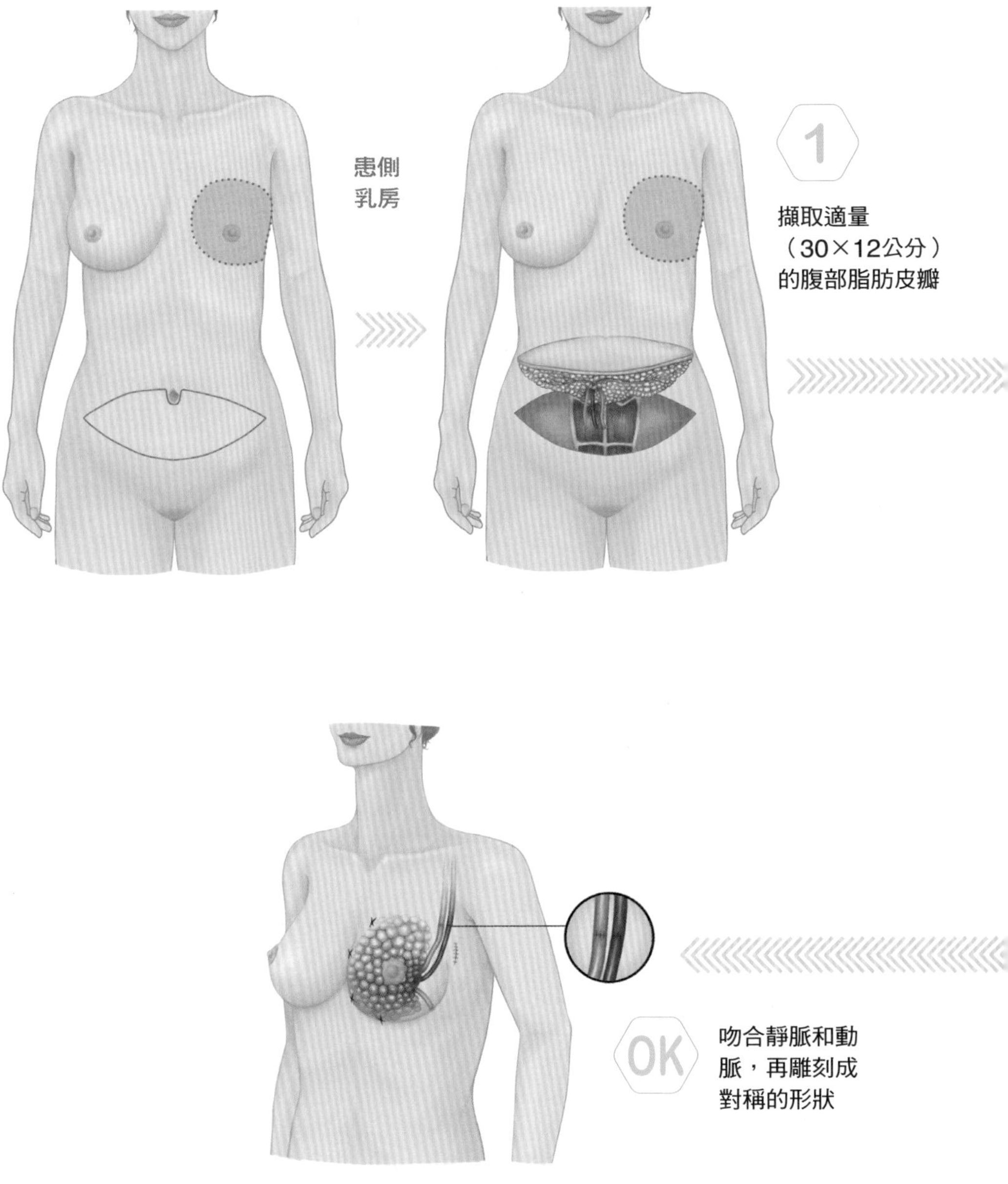

患側
乳房
1
擷取適量
（30×12公分）
的腹部脂肪皮瓣
OK
吻合靜脈和動
脈，再雕刻成
對稱的形狀

恢復快、疼痛度低且合併症少

現代多數人的腹部都有囤積多餘的脂肪，此區的脂肪質地柔軟，與乳房觸感非常接近，特別適合做為乳房重建之用。比起早期擷取闊背肌的做法，取用腹部脂肪自由皮瓣，大幅降低了疼痛感與合併症，也減少了必須住院的天數，恢復更快。這種「深下腹動脈穿通枝皮瓣」乳房重建手術，採取的都是自由皮瓣式的組織，需要以顯微手術接合動靜脈，開刀技術對於一些整形外科醫師而言較困難，主刀醫師必須有完整的顯微外科訓練及精細的技術，也要有足夠的臨床經驗才能完成此項手術。因此在確診乳癌後，尋找適當的整形重建團隊做治療，要特別注意醫師的資歷背景與手術專長。

顯微手術精雕技術，用脂肪皮瓣塑造乳形

移植下腹部的脂肪皮瓣和吻合一套動靜脈，醫師一站上手術台就是好幾個小時，手術中會使用比頭髮還細的線（9-0或10-0線）來做血管的精密縫合，約10~12針。顯微乳房重建手術需要在高倍數（10~20倍）的顯微鏡下仔細接合，非常考驗醫師的眼力、體力和手部的穩定性，尤其要將擷取的腹部脂肪皮瓣雕塑成如另一側的健康乳房，形狀要對稱、要具有自然弧度且飽滿，這是手術

最後，也是最困難的部分，需要很有經驗的醫師來執刀。處理腹部是另一項重點，在擷取適量的脂肪皮瓣後，會將上腹部的皮膚往下拉，再打一個小洞，露出原來的肚臍，然後將傷口縫合，做一個腹部整形術，肚子就會具有「縮小腹」的效果了。

在延遲性乳房的手術計畫中，門診時我會先評估患者的體況和年紀，適度要求在手術前每日做平躺抬腿等腹部有氧運動，這些動作做一段時間，有助於使腹部血管變粗，增加手術成功率，隔次回診時看腹部電腦斷層報告，評估腹部血管的條件，再決定重建的時機。

適合腹部脂肪皮瓣重建的患者

深下腹動脈穿通枝皮瓣乳房重建術，適合小腹較肥厚、脂肪多的人。若是腹部脂肪太少或曾做過多次腹部抽脂手術，就需要審慎評估，可考慮從大腿或臀部等部位來取材。

CURE CASE

「重建＋豐胸＋瘦小腹」的一魚三吃重建方案

不少患者希望在乳房重建時能同步為對側乳房豐胸，首先要評估乳房重建的填充材料是否充足，如果能採取患者自己的腹部脂肪供應兩邊重建需求量，既能恢復和美化胸型，又能同時縮減小腹、除去多餘脂肪，一魚三吃的做法，何嘗不是抗癌重生的一份慶賀禮？曾經有位患者因為乳

讓「腹部血管變粗」的 2 個小運動，增加手術成功率

延遲性乳房重建因為有一段彈性的評估期，決定使用腹部脂肪組織皮瓣移植的患者，可以先開始做以下2種動作，幫助腹部血管變粗，手術血管接合時可以更順利：

* 跑步，每天約30分鐘
* 平躺時將雙腳抬高，每天約100～200下，促進肢體末端血液往腹部流動及腹直肌收縮，增加深下腹動脈的血流

癌做一側全乳房切除，她原本就對自己的乳房尺寸不滿意，打趣地說：「我胸部太小，小腹卻太『豐滿』。」當她得知可以在乳房重建時使用腹部脂肪，手術中還可以一起調整對側乳房的尺寸，非常期待地問我：「醫師，我可以兩邊胸部都用肚子的脂肪來重建嗎？」經過仔細評估，她的腹部脂肪量足夠，於是我們將其分為3等份，其中2/3做為患部乳房重建，1/3用於增大健康側的乳房尺寸，術後兩側乳房都達到這位患者希望的尺寸，連帶小腹也扁平了，「三喜臨門」讓這位患者對重建結果非常滿意。

術式2 大腿脂肪移植：深股動脈穿通枝皮瓣乳房重建術

深股動脈穿通枝皮瓣乳房重建術，主要取材大腿脂肪皮瓣為重建材料，有些患者腹部過瘦，沒有多餘

脂肪，或是腹部脂肪量不足，無法完整供應一側或雙側的乳房重建需求，或是患者腹部曾經動過手術，如腹部抽脂、縮腹、整形或腹腔手術等，這些情況下是否適合再擷取腹部脂肪皮瓣，需要醫師審慎評估（可做電腦斷層攝影檢查），如果必須以其他部位的皮瓣來供應重建資源，大腿或臀部的脂肪皮瓣可做為第二選項。

大腿有「庫存」，仍有自體組織重建的機會

在臨床上取材大腿脂肪的深股動脈穿通枝皮瓣做法，我視為腹部脂肪的替代性方案。從大腿拿取組織皮瓣，可分「橫拿」（臀部下大腿根處橫向取材）或「直拿」（大腿內側取材），要看哪一種脂肪取材量比較足夠。這種手術做法的第1次是在2012年，美國的羅伯特・艾倫醫師運用在乳房重建手術，避開肌肉部分，擷取大腿脂肪組織皮瓣，大腿較粗、脂肪厚度足夠的患者較為適用。但由於大腿脂肪組織的血管比較細，移植後可能發生阻塞，醫師手術的技術非常重要，術後也需要密切追蹤皮瓣移植後的存活狀態。當年我引進長庚醫院使用此皮瓣方式在多種顯微重建手術上（包括乳房重建、頭頸部重建、婦科重建等）至今超過100例，相關研究已在美國整形外科醫學會發表，並獲《整形重建外科學》（*Plastic and Reconstructive Surgery*）期刊登載。

住院時間短，很快能工作和運動

「深股動脈穿通枝皮瓣」和「深下腹動脈穿通枝皮瓣」的重建方式都不會犧牲任何肌肉，所以幾乎不會有術後無力的情形發生，其他優點還包括可以比較快下床，不用住院很久，對於工作量大或運動量大的患者，是一項很加分的優點。有人擔心摘取深股動脈穿通枝皮瓣，會不會影響雙腿之後的對稱性，如果要重建的乳房目標是C、D罩杯，取量較多時，腿型可能會些幅改變，手術疤痕也會比較長（約30公分以上），穿短褲、迷你裙時可能會露出破綻，但是若穿長褲、長裙就可以輕鬆自在，大腿皮瓣的取材，不會妨礙走路和活動時腿部的正常功能。

適合大腿脂肪皮瓣重建的患者

深股動脈穿通枝皮瓣取材適合腹部脂肪不足、大腿比較肥厚且脂肪多的患者，或是重建乳房的尺寸設定較小，脂肪需求量較小。腿瘦的人此部位能摘取的皮瓣組織通常很少，重建效果差，建議有小腹的患者，還是以深下腹動脈穿通枝皮瓣為最佳取材方案。

CURE CASE

腹瘦、腿細不用急著放棄：臀部是第3機會

這是一個特殊的個案，可以激勵全身偏瘦，卻不想使用矽膠袋義乳做重建的病友們，不要輕易放棄希望，多和醫生討論，機會可能比你想像得更多，這位患者在順利使用臀部自體脂肪組織重建乳房後，特別來信分享她喜悅的心情：「雖然我的個性樂觀，但罹患乳癌後總是讓我心中有著些許遺憾，我無法自在地和朋友去泡湯，每天要穿戴著沉重又悶熱的義乳過日子，面對親密的另一半時更是遮遮掩掩，即便心境已能接受這個事實，但總是希望能有奇蹟改變些什麼。就在2002年我在報紙上看見一篇關於『自體脂肪重建』的文章，我開心到比中樂透還雀躍，當下立刻掛了門診，也開啟了我的重生之旅！當時我年輕又偏瘦，沒辦法用小腹的脂肪重建右乳，經過鄭教授的評估後可以用我右上臀做重建，之後歷經了14個小時的顯微重建手術，我的右乳奇蹟般地重生了！我的右乳再次回歸！」

雖然現在使用自體組織做乳房重建，首推的是腹部脂肪，但如這位患者身材纖瘦，不僅腹部平坦，大腿也沒有足夠的脂肪皮瓣可以移植，經過詳細的「全身資源評估」，我決定幫她用臀部脂肪皮瓣來做乳房重建，效果依然非常成功！當初她因為切除乳房而失去原本的社交和娛樂，夫妻關係也受到嚴重打擊，萬念俱灰，現在的她經過乳房重建後如獲新生，而且使用的是自體組織重建，完全符合她的期望！提醒每一位想做乳房重建的患者，可以多和整形重建外科醫師做溝通，醫病雙方共同積極尋求最佳的治療方案，以獲得更接近自己理想的重建效果。

術式3

抽脂注射修復：自體脂肪游離片注射

在一般常見的整形手術中，自體脂肪游離片（Autologous fat grafting, AFG）注射是常見的術式之一，也就是俗稱的「抽脂注射」，報章雜誌與電視節目時常會討論此項主題。做法是把抽取的脂肪填補到缺損的部位，同樣需先將凹陷或攣縮部位的皮膚、疤痕組織放鬆，形成一個可以填補材料的空間量體，再將抽取的脂肪注入，由周圍組織提供血液循環，達到脂肪移植存活的效果。此方式也可應用於乳癌腫瘤較小、切除體積較少，並合併放射治療後的重建修復，但這種注射式的脂肪不如自由皮瓣有良好的供血條件，比較容易發生鈣化、形成硬塊、脂肪壞死，也比較容易被身體吸收，有時可能需要多次的注射補充，才能達到穩定的效果。

適合小範圍的修補重建

脂肪游離片注射方式通常使用在小範圍的修補，如一般臉部美容整形或乳房局部缺損修復，較大面積與量體的重建治療，仍應選擇脂肪皮瓣移植重建方式較適合。抽脂注射常用於以下3類用途：

- **臉部凹陷填補**：淚溝填補、太陽穴填補、豐頰、隆鼻、蘋果肌補脂、豐下巴等
- **乳房畸形矯正**：先天乳房形狀輕微不對稱，可做小幅度的豐胸調整
- **乳癌切除術後重建**：乳房腫瘤的體積較小，手術切除後加上放射治療後可用此方法修補缺損

注射脂肪游離片，是整形外科醫師長久以來都在施行的常規手術。但若是因為乳癌切除手術而需要修補重建時，必須顧慮乳房缺損的面積、體積和形狀，因此要尋求專門治療乳癌的重建外科醫師來執行。

迷思解誤

游離脂肪非皮瓣，存活率及長期穩定性需評估

要注意醫美流行廣告的宣傳，有時會過分誇大了脂肪游離片注射的療效，甚至因脂肪注射過多而造成患者的傷害，這種抽取式的脂肪，不同於有動靜脈血管供應的自由皮瓣，壞死硬化或被身體吸收的機率約30～50％，修補重建的效果會打折扣，醫師有責任將安全性與預期效益嚴謹地說明清楚，尤其要應用於乳癌患者的重建手術時，更要審慎評估其效果。

脂肪游離片注射步驟

在重建手術的類型中，抽脂注射相對來說是較為簡便的方式，主要步驟如下：

STEP 1 **抽取脂肪**：使用專門的汲脂抽吸管，在負壓狀態下將身體特定部位的脂肪抽出。對於乳房重建的患者，一般是抽取下腹部與大腿內側的脂肪品質較好，注射後的組織存活率比較高，約50～70％。

STEP 2 **脂肪純化處理：**透過過濾或離心的方式，將抽取的脂肪純化，把血水與破裂的脂肪顆粒清除，一般離心約1500～3000轉，3～5分鐘即可將完整的脂肪顆粒保存下來並純化。

STEP 3 **脂肪顆粒注射：**使用專門注射器械與注射管，將純化後的脂肪注射到需重建的乳房部位。

從提取品質精良的脂肪、純化操作技術以及注射量的精準控制，以上3個步驟每一步都要做好，才能達到良好的重建修復效果。除此之外，消毒準備工作、注射部位，都是影響手術成功的關鍵。另外，尼古丁可能造成血管異常收縮，影響脂肪游離片的血液供應及細胞存活，術前、術後至少1個月以上的禁菸非常重要。

抽脂注射用量與成功率

一側乳房重建需要多少脂肪量？這是很多乳癌患者都想知道的問題，全乳房切除或乳房畸形矯正時，依個人重建目標不同，通常需要數十到數百cc左右的填充量，脂肪移植需求量不少，但注射的方式脂肪組織存活率卻只有50～70％，有一部分的脂肪會被身體吸收或壞死，存活脂肪量並非百分百，而且脂肪還會變瘦，所以需要注射2～3次以上才能達到滿意的結果。

一般來說，一側乳房若要增加1個罩杯，約需150cc的量，注射2次就需要300cc，兩側就要600cc的脂肪；若要升級2個罩杯，一側要注射300cc，注射2次則需要600cc脂肪，兩側乳房都要修補重建的話，可能就需要1200cc。決定使用這種方法前，必須先評估患者自體是否有這樣的脂肪供應量。

避免鈣化囊腫，需少量分次施打

要特別注意，不能搶快，一定要採取「少量多次注射」的方式，如果急於在乳房單一區域進行大量的脂肪注射，一次填補太多，會使得該處局部壓力增大，血液循環不良，可能會造成注射的脂肪不易存活而壞死、鈣化、囊腫，或是遭受感染。每次抽脂注射，注射量宜視患者臨床狀況而定，尤其是乳癌患者，必須由乳房重建整形專家來評估，通常手術時間約2～3小時。

在接受手術之前，應了解上述脂肪注射的原理和可能發生的情況，與醫師詳盡地溝通，了解自己腫瘤大小和切除的乳房量體，是否適合接受這種脂肪注射方式，對注射結果和可能的後遺症有合理的了解，也是很重要的事。

迷思解誤

注射的脂肪被身體吸收了，怎麼辦？

隆乳一直是整形門診最熱門的諮詢項目，但我們也曾見到患者全身上下都被抽脂過，只為了想一次將兩邊的A罩杯變成C罩杯，但是經過半年後，脂肪被身體吸收大半，想再接受第2次的自體脂肪移植時卻已找不到「原料」，只能改用義乳隆乳，不僅增加花費，而且又傷身，對患者可說是二次傷害。基本上不論是用於隆乳或用於矯正乳房畸形，或是腫瘤切除後的重建修補，以目前的技術發展，至少都需要2～3次以上的注射，每次相隔至少6～12個月是必經的過程。此位患者就是在第一次手術時，以為一次脂肪注射就可達到很好的效果，而過於心急。萬丈高樓平地起，一步登天不可能，想要一次就將平緩的胸部透過注射脂肪，打成一個立體漂亮的乳房，這是很困難而且危險的。

● **抽脂注射常見合併症：**因手術環境的無菌標準或患者個人體況等條件的差異，自體脂肪注射有可能會出現細菌感染、血腫、膿瘍、鈣化或脂肪壞死等問題，若發生須盡速就醫，可能必須以手術引流清創來處理。

對於抽脂注射的常見問題

Q 抽脂注射術後多久可以運動？

A：術後1週內避免任何劇烈運動，如跳舞或擴胸等運動應避免，但可做日常活動；術後第2週可開始恢復比較和緩的運動。

Q 抽脂部位需要穿壓力衣嗎？

A：抽脂一般會以腹部及大腿內側為脂肪原料供應區，抽取脂肪的部位有需要穿著束腹、束身衣或束褲約1個月。

Q 抽脂注射後仍可做乳房篩檢嗎？

A：抽脂區或重建修復區都不會影響乳癌的判讀，一樣可以進行乳房X光攝影或超音波等檢查，有經驗的乳房外科醫師或放射科醫師，都能辨識移植的脂肪組織和可疑的病灶。

【尺寸更彈性】義乳植入物重建：科技矽膠材質，莢膜攣縮率大幅降低

以義乳植入物重建乳房的方式，早年填充物多為鹽水袋（Saline implant）或液態矽膠（Silicone gel implant）為主，歷經多年前絨毛面矽膠致癌的疑慮，現在幾經改良的新式產品如果凍矽膠、魔滴等，除了在材料品質上做了改善，觸感也更為自然、柔軟，耐壓防滲漏的機能也有所加強，引起人體莢膜攣縮反應的機率，也比過去材質降低許多，也不再像傳統術後有明顯緊繃、形狀生硬不自然的狀況。義乳重建手術比自體組織重建方式單純，通常只需要1～2小時，對於自體組織皮瓣不足，或不希望手術時間太久、住院天數太長的患者來說，不失為一個好選擇。

原乳形豐滿、腹部薄瘦者，適合義乳重建

比起西方女性，亞洲女性乳癌患者普遍身材比較嬌小、偏瘦，也就是身體質量指數較低（Low BMI），BMI平均為22～25，因此，有不少患者腹部或大腿內側脂肪皮瓣量，無法滿足自體組織重建的條件，這時候就可以考慮以矽膠義乳來重建乳房。另外，原本乳房豐滿或較堅挺的患者，

也適合義乳重建的方式，能達到原本的罩杯尺寸，與對側乳房維持對稱的效果。目前亞洲女性罹患乳癌的平均年齡，比西方國家年輕10歲左右，年輕乳癌患者明顯增加。一般來說，年輕患者的胸型都比較緊實飽滿，如果自體腹部脂肪組織不足，也很適合選擇植入義乳重建的方式，比較能恢復飽滿堅挺的乳形。有不少胸部原本為A、B罩杯的患者，聽到使用義乳比較有「增量」的空間，便要求手術時要採用義乳重建的方式，並同時進行對側隆乳手術。

一次性植入技術，成功率高達98%

植入義乳的重建，過去經常被安排為延遲性乳房重建，但是，依我的臨床經驗來看，亞洲女性患者若是腹部和大腿脂肪皮瓣量不足，其實可以在乳房腫瘤切除時，就一次性地立即放置矽膠義乳來重建，不需

什麼是「莢膜攣縮」？

乳癌患者若使用義乳假體做重建，有少部分的人可能出現莢膜攣縮（Capsular contracture）的問題，約有7%的發生率。莢膜攣縮是一種人體對外來異物的本能反應，體內的膠原纖維會快速縮緊且編織成一層包膜，包覆住植入的矽膠義乳並且縮小收緊。個人反應程度不同，有些重建的乳房會變得硬梆梆、疼痛，或是外形有些改變。即使是以精密的內視鏡顯微手術做乳房切除與義乳重建，目前也並無研究證據證明能減少莢膜攣縮的發生率，如果重建後感覺有異樣，要立即回醫院做檢查與調整。

像傳統做法分為2次手術。如果胸部尺寸並不考慮過大的升級，身材較瘦的人，通常只需要較小的矽膠袋義乳（平均為283ml）。我於長庚醫院乳房重建中心服務時，已有超過500例是立即一次性的義乳植入重建，成功率可達98％。

但是，對於整體療程中有排定即將接受放射治療，或剛接受完放射治療的患者，則不建議立即做義乳重建，可以等療程結束3個月之後，再由乳房外科與整形重建外科醫師一起評估適當的重建時機。

對稱不走山：「義乳按摩＋彈性繃帶」一定要學會

臨床上目前FDA檢驗合格的義乳材質並不容易破裂，除非是遭受強大的穿刺或撞擊力，不然無須過度擔心。義乳重建完成後，等傷口引流管移除，傷口不再疼痛、沒有發炎，就要開始按摩重建的乳房，以維持植入物的空間穩定，避免莢膜攣縮，例如義乳位置高於對側乳房，就要加強往下按摩運動，避免與健康乳側不對稱，按摩方向的判斷與正確手法都須由醫師專業指導，平日在家照著鏡子做，一邊觀察，如果有疑慮，及早回診請醫師評估，討論調整方式。另外，趴睡姿勢、綁彈性繃帶也有助於維持義乳空間與定位，這些專業動作，都必須依照醫師指導來進行。基本操作原則說明如下頁：

用彈性繃帶穩定義乳位置

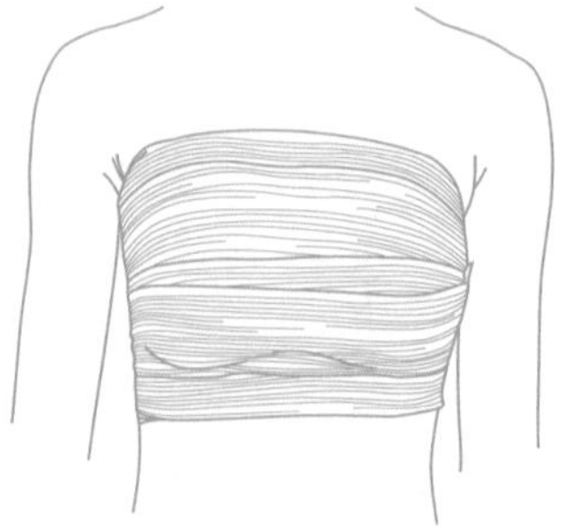

彈性繃帶每次綁2個小時即可放鬆1小時，
1天可綁3～4次，維持3個月。

義乳植入物的按摩法

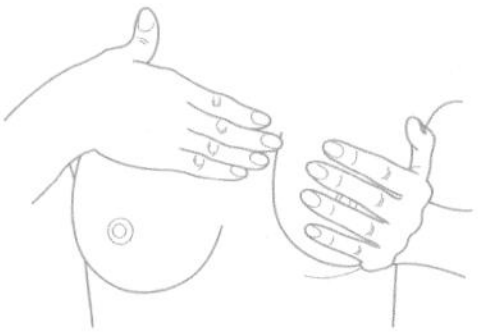

1 將義乳向內推，按壓義乳內側邊緣。

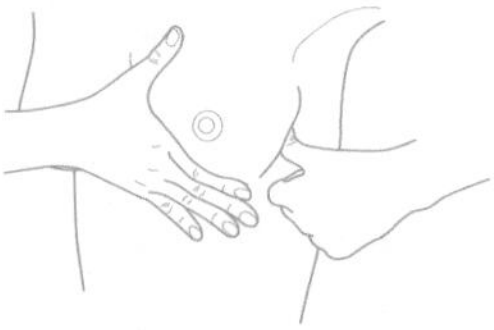

2 再向外推，按壓義乳外側邊緣。

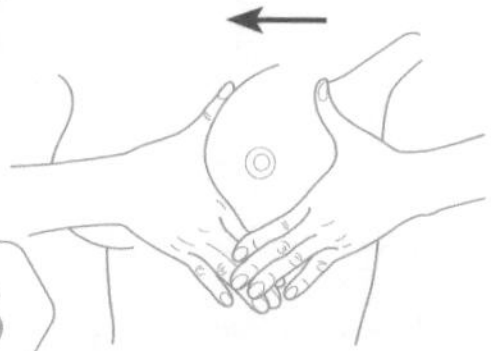

3 雙手虎口放在義乳底部，推動義乳，往內停住10秒。

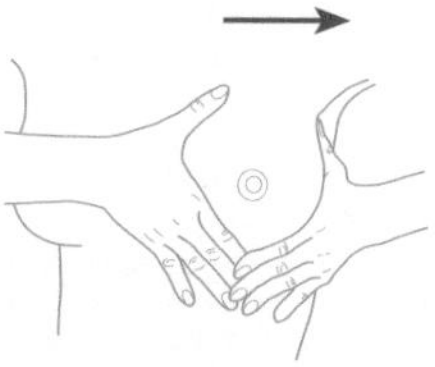

4 雙手虎口放在義乳底部，推動義乳，再往外停住10秒，交替動作。

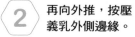

● 趴睡按摩義乳：每日可在睡前做趴睡的姿勢約15分鐘，利用身體重量左右移動按摩義乳，有助維持義乳植入物的空間和柔軟，術後約1個月可開始執行。

● 綁彈性繃帶：每日選擇適當時間段來綁彈性繃帶（義乳術後胸衣則不一定需要），每次綁2個小時即可放鬆1小時，1天綁3～4次，睡覺時不需綁彈性繃帶。通常義乳植入後大約3個月位置就會固定，必須在這段期間由醫師或復健師協助，學會綁彈性繃帶的正確方式。

● 義乳按摩：義乳植入物的材質若為平滑面款式，必須在術後進行按摩（粗糙面或絨毛面植入物則不用按摩，目前絨毛面很少使用，植入前請記得先與醫師確認義乳類型）。按摩的次數每日3次，1次各10～15分鐘，將義乳植入物往內、上、左、右等不同方向按摩，醫師會視患者個別情況評估，決定按摩的方向，按摩方式如圖所示。

義乳重建可能的合併症

目前合格的義乳產品品質標準皆已提高，但因患者日常活動狀態不同，仍可能發生的問題如義乳偏移、與健康側乳房不對稱、莢膜攣縮、感染、義乳產生皺褶或破裂滲漏（超音波或核磁共振檢查時可發現）等，遇到任何一種狀況都應立即回醫院檢查，盡速做必要的治療。

義乳重建術後照顧與復健

植入義乳手術後，要禁菸至少1個月，以免影響血管收縮與循環狀況。術後2天可冰敷，減少血水及腫脹，並且要配合以下復健治療的原則進行自我照護。

術後1個月內的注意事項

- **動作緩和**：坐、站或行走皆依醫師指示，避免肩關節動作過大或劇烈彈跳等運動。
- **穿著內衣**：乳癌切除手術後，胸壁皮膚仍具有彈性和空間，立即性植入義乳重建雖不會有嚴重的腫痛感，但胸部組織仍有傷口，若會感覺疼痛，可以冰敷。有時可能會出現植入物移動的現象，或感覺植入物掉到外側或下乳腺，可以穿內衣或綁彈性繃帶來固定植入物。
- **輕拍減敏**：延遲性重建時，胸壁皮膚會較為緊縮，術後植入物重建初期，容易出現胸壁脹痛感，此時亦可輕拍傷口減輕敏感。
- **避免動作**：義乳重建手術這一側的肩膀，應避免肩關節外展超過90度或往上抬舉超過肩高，以免造成植入物往外或往上位移，造成兩側乳房位置不對稱，影響未來外觀。
- **義乳按摩**：手術後，植入物可能會引起莢膜攣縮，平滑面的植入物必須定時按摩，每日按摩

3次，1次各10～15分鐘，將植入物往內、上、左、右等不同方向按摩運動（參照第206頁「義乳植入物的按摩法」），因為每位患者的乳房組織狀況不同，要按照醫師及治療師個別評估指導的按摩方式為佳，按摩至少需要3～6個月。

- **握拳運動**：手術這一側手部可以進行握拳運動，手肘也可以緩和地彎曲及伸直，速度要緩慢確實，有助於促進上肢血液循環，大約每1～2小時重複5～10下。
- **健康管理**：返家休養後，作息務求正常，攝取充足的蛋白質及維生素C，有利於傷口癒合。應避免抽菸、二手菸，以免影響血管的穩定性。
- **按壓疤痕**：當傷口穩定不再滲出分泌物或紅腫，約2星期後可以開始按壓縫合處，每日早晚各10～15分鐘，以免未來疤痕增生，影響外觀和舒適。注意按壓的時間及力量不必過度，也不可以用揉搓的方式，以防傷口破皮發炎。
- **減輕負重**：居家活動和工作時，宜避免上肢頻繁上舉或者負重超過3公斤。

1個月後有助恢復的方法

- **活動放寬**：肩膀可以開始抬高至超過肩高，速度要放慢，動作幅度以不痛為原則，定期找醫師或復健治療師追蹤評估，肩膀活動度就可以逐漸恢復正常。

● **持續義乳按摩**：繼續定時做義乳的按摩及輔助運動，此時莢膜攣縮可能漸漸明顯，需配合周圍軟組織按摩和肩關節牽拉運動。

● **調整內衣**：穿有鋼圈的內衣可以維持美麗的體態和固定義乳在適當位置，但穿得太緊有時可能會造成植入物莢膜攣縮，一旦定型在固定的位置，就會影響外觀。每日可安排適當時段，至隱密的環境放鬆內衣，進行義乳按摩運動。

● **持續按壓疤痕**：繼續按壓疤痕約6個月至一年。疤痕處理得當，不僅是美觀及功能上的改善，胸部軟組織能維持柔軟、富彈性，比較不會疤痕攣縮。

● **開始輕運動**：日常生活可以加入散步或做些舒緩運動，採循序漸進的規則，慢慢恢復術前的日常生活事務，不可操之過急。此時可以做簡單的家事、開車，但仍不可提3公斤以上的重物。

乳房重建目前主流的自體組織皮瓣移植vs義乳植入物

自體組織皮瓣移植		義乳植入物
重建手術	取材來源	◇ 鹽水袋 ◇ 果凍矽膠 ◇ 魔滴 ◇ 柔滴 ◇ 女王波
深下腹動脈穿通枝皮瓣移植	下腹脂肪皮瓣	
深股動脈穿通枝皮瓣移植	大腿內側脂肪皮瓣	
上臀動脈穿通枝皮瓣移植	臀部上側脂肪皮瓣	
自體脂肪游離片注射	下腹部或大腿內側脂肪	

迷思解誤

自體脂肪不夠，矽膠袋該補位嗎？

自體脂肪組織皮瓣因為是人體組織，無排斥問題，是目前最推薦的乳房重建取材來源。但是腹部脂肪量較少的患者，如果腿部、臀部也很瘦，其他的2種重建方式為：一部分取材於自體組織，再加上1個中小型矽膠袋補足重建需求量，手術較複雜，整合效果需觀察評估，兩者有優點也有缺點。另一種方式是完全以義乳矽膠袋重建，手術較單純，重建的長期效果會比較穩定。

CURE CASE

可以一側用自體組織，一側用矽膠義乳嗎？

曾有患者因為對側乳房也想要增大尺寸做調整，但腹部脂肪皮瓣只夠做患側的乳房重建。如果患側乳房用自體組織，對側乳房用矽膠袋，術後短期可以對稱好看，長期追蹤效果也很好，因為自體組織皮瓣是永久、柔軟、對稱的，隆乳的植入物後遺症很少，莢膜攣縮機率也很小。

*鄭教授臨床矽膠義乳平均追蹤10年／**資料來源：國外文獻報告，目前國內尚無案例
網站：www.nicebreast.com.tw、www.diepflapbreast.com

	優點	缺點
	1. 手術時間短，住院天數較短，可以比較快恢復日常生活 2. 成功率99%，可達到穿衣服對稱的外觀，2%因感染或破裂需移除 3. 無另外傷口	1. 較不自然、不對稱 *2. 莢膜攣縮約7.7% *3. 植入物破裂約1.8% *4. 感染約3.4% *5. 傷口癒合不佳約3.4% *6. 血腫約0.4% **7. 間變性大細胞淋巴瘤10萬分之1，發生在絨毛面義乳 8. 放射治療後病人最好不用矽膠，因纖維化莢膜攣縮較嚴重
	1. 永久、自然、對稱、柔軟 2. 保留腹直肌，術後不會有腹部無力現象 3. 傷口較不痛、恢復快 4. 病人最滿意 5. 成功率99%	1. 手術及住院時間較「義乳植入」長，7天 2. 術後需臥床休息3～5天 3. 部分脂肪壞死約3～7%，發生範圍小 4. 部分皮瓣壞死約2～3%，範圍小 5. 傷口發炎約3～4% 6. 腹部後遺症：疝氣約小於1%
	1. 自然 2. 柔軟 3. 成功率99～100%	1. 部分脂肪壞死約7～30%，範圍較大 2. 部分皮瓣壞死約3～15%，範圍較大 3. 腹部後遺症3～15%，如疝氣、腹部無力 4. 術後腹部較痛，約一個月（因切除腹直肌）
	1. 永久、自然、對稱、柔軟 2. 成功率99% 3. 保留大腿肌肉，術後不會有腳無力的現象	1. 穿通枝血管較小，皮瓣血液循環較不夠 2. 大腿脂肪量較不夠，重建的乳房較DIEP flap小，不易雕刻 3. 大腿疤痕較腹部不好看
	臀部疤痕好看，不易被發現	1. 臀部脂肪較厚較窄、較緻密 2. 重建的乳房較挺、不均勻
	1. 手術時間短 2. 恢復快 3. 成功率99～100%	1. 較疼痛，引流管約2～3週拔除 2. 通常肌皮瓣的量不夠，易萎縮 3. 觸感較DIEP flap硬，較義乳柔軟 4. 肩部會緊緊的，背部有疤痕
	1. 傷口小 2. 脂肪存活率50～70% 3. 永久、自然	1. 無法塑造出乳房形狀，需少量（100～200cc／單側）多次（需2～3次）施打，填補太多脂肪易發生壞死 2. 若脂肪游離片未存活，易發生囊腫、感染、鈣化、壞死及血腫等風險 3.容易干擾乳房腫瘤的篩檢

乳房重建方式比較表

手術方式	手術時間	住院天數	做法
義乳植入 自體組織不足時適用	約1小時	立即性： 3天 延遲性： 不需住院	1. 立即性重建（大部分病人可一次完成義乳植入）：若保留的皮膚不足，或術中皮膚血液循環狀況不好，改放組織擴張器 2. 延遲性重建（分兩階段完成）： ◇ 第一次：植入組織擴張器 ◇ 第二次：植入義乳（與第1次約隔3個月） ◇ 義乳材質：鹽水袋、矽膠義乳、魔滴、柔滴 ◇ 義乳形狀：圓形、水滴形（少用） ◇ 義乳膜面：平滑面
深下腹動脈穿通枝皮瓣 主流術式 滿意度最高	4～5小時	5～7天	將腹部皮瓣包括皮膚、脂肪連同供應營養的動靜脈轉移至胸部後，將其血管以顯微手術與胸部血管連接，其後需監測皮瓣血管情況，約3～5天 ◇ 適用對象：大部分病人
局部橫腹直肌皮瓣 形成永久性肌肉缺損	約4小時	7～10天	將腹部皮瓣、脂肪及一側腹直肌經由上腹部的隧道轉移至乳房，不需顯微手術接血管
深股動脈穿通枝皮瓣 大腿肥厚者適用	6～8小時	7～10天	使用顯微皮瓣移植手術，利用大腿內側脂肪皮瓣做重建，重建的乳房會較小較挺，膚色略暗 ◇ 適用對象：腹部接受過抽脂或腹部脂肪不夠者
上臀動脈穿通枝皮瓣	8～10小時	7～10天	利用臀部上側脂肪皮瓣做重建，手術時間更長，需要翻身
局部闊背肌皮瓣 形成永久性肌肉缺損	約2～3小時	3～5天	將闊背肌皮瓣轉移至乳房重建時可能體積不足，有時需加入義乳才能達到雙側乳房對稱的效果
自體脂肪游離片注射 腫瘤較小的修復方式	約1～2小時	不需住院	抽取脂肪堆積較多部位，如腹腰部、大腿及臀部，填補至缺損部位，由周圍組織提供血液循環供應。若想增加脂肪存活率，可做高壓氧治療 ◇ 適用對象：小範圍修補，乳房局部切除或乳房部分凹陷

【附加治療】對側調整手術：「重建乳vs健康乳」雙邊對稱美型

你沒聽錯，「健康的那一側乳房」也能一起調整重建、美觀升級。現代乳癌治療技術不只朝向高科技化，更邁入個人化、人性化的精緻醫療，除了罹患乳癌這一側的治療與重建水準提高許多，基於生理協調與精神健康的考量，如果對側乳房先天上有缺陷，透過乳房重建手術也能同時獲得改善，重建後的雙乳甚至有機會比原本更對稱好看，說是「做治療，送醫美」也不為過。這種服務無非是希望以醫療的實際力量，給予乳癌患者最大的關愛與支持。

「重建一邊，美麗兩邊」：乳癌同步醫療感動服務

在為乳癌病患進行重建手術時，可發現多數人的雙乳大小、形狀、高低原本就不完全對稱，有些人因為年紀較大，或長期內衣穿著不當，有假性下垂、外擴不集中等情況。在因罹患乳癌而做乳房重建的同時，如果能藉此一起調整原本胸型的問題，更能提升手術的價值與意義。乳房重建屬於整形外科的醫療範疇，而整形外科本是一門追求健康與美觀的醫學，深知人體的外貌對於精神、生

理的健康具有極大的影響性，患者只要能在術前與醫師建立好重建雙邊乳房的共識，手術就可以發揮同步對稱調整的最高效益。

在技術上，我創新的雙邊乳房同步手術，只需一套共用的血管就能完成，從健康側的乳房橫連患部重建側，然後接合上內乳動脈，即可維持雙邊乳房良好的血液循環，這是手術方式的一大進步，患者可以在最少的手術時間與最低的風險下，獲得最好的重建效果。

提胸、縮胸、隆胸：給自己一次重新選擇的機會

亞洲女性患者聽到有「對側乳房調整」這項服務時，詢問度最高的是：「醫師，可以隆乳嗎？」很多女性希望在重建手術中能做對側隆乳，畢竟有些先天問題困擾她們幾十年了，基本上，現在的重建技術，都有機會讓兩邊乳房變得比原本更好看，若對側健康乳房原本偏小，可考慮進行適度的隆乳調整；若原本假性下垂，可做提乳調整；若原本有太豐滿且因而下垂的問題，則可做縮乳加上提乳的調整。

當患者需要做的是加大罩杯尺寸時，若雙邊都採義乳植入物重建，就不會有材料取量不足的問題；若是希望以自體組織皮瓣來供應，那就必須看患者本身的「庫存量」是否足夠。如果患者本身的腹部脂肪量足夠供應患側和對側健康乳房來增大，當然是最理想的情況，如果供應量不夠，則可

以改採矽膠袋隆乳。臨床上這項貼心「順便」的手術服務，不只不會增加新傷口，也能大幅提升病人對乳房重建的滿意度。在與醫師討論手術切除腫瘤的治療計畫之前，就要先考慮好重建的方式，並及早向醫師提出想做對側乳房調整的想法與目標。（註6）

先調整對側乳房，再做患部重建

我們對於乳房重建效果的追求，不再只是恢復切除患部的外觀重建，更希望患者術後能擁有比過去更為理想的乳房外型，穿起衣服比過去更好看。對於需要對側乳房調整的患者，在手術中的順序，我們是採取「對側先、再患部」。醫師在手術前要與患者充分溝通，確定理想的尺寸和期待的外觀胸型條件，這部分非常重要，醫師會依據患者的乳癌病況和身材骨架等情況進行評估，提出合理的重建理想值，將健康側的乳房做相應的加大、縮小或提高，改善原本過小、過大或下垂的問題，先做好「標準樣式」，接著再比照規格，施作乳癌患部的乳房重建。

迷思解誤

好機會，我該升級罩杯嗎？

多數人對於乳房尺寸有個迷思是「越大越好」，其實過大的乳房容易下垂，可能造成腰痠背痛、下緣覆蓋處皮膚易長濕疹等問題。評估乳房最佳尺寸時，除了美學的角度，也要顧慮生理條件，以醫學觀點來看，每種身材比例各有適當的罩杯尺寸，C罩杯或D罩杯較適合台灣多數女性與亞洲人的骨架，考慮自己需不需要升級時，可以依此尺寸為參考。

重建的乳房有感覺嗎？什麼是「感覺再造」技術？

乳房重建已告別過去傳統「一看就是假的」以及「摸起來硬梆梆的」，達到自然、柔軟、美觀、精緻的高水準。那麼，恢復了完整的乳房外觀，重建的乳房會有感覺嗎？如果是全乳房切除和立即性重建，保留了皮膚、乳頭和乳暈，雖然部分神經在手術中被切斷，短時間內，乳房周圍的觸感會比較麻木，但依然能維持身體基本的保護性感覺，如對溫度冷熱、壓力感知、刺激疼痛等神經功能都存在。原則上，受損的神經知覺會慢慢恢復，通常需要6～12個月，甚至更久，視個人情況而異。近年來，神經重建顯微技術可以做到將手術切斷的感覺神經端連接到正常神經端，促使感覺功能恢復得更快。其實在重建術後1年，不管有沒有接上感覺神經，感覺皆已差不多恢復，個人差異只有時間快慢而已。

乳頭、乳暈重建手術：萬一不能保留，現在已有精緻再造技術

在腫瘤切除前的檢驗評估中，能不能安全保留自然的乳頭和乳暈，對患者來說至關重要，不僅會影響未來長遠的乳房外觀與功能，也會影響每天看待自己身體時的情緒，這是乳房重建過程中極為重要的收尾。能不能保留住乳頭和乳暈，關鍵在於腫瘤位置必須距離乳頭3公分以上，如果腫瘤位置剛好在乳頭下方近處，或經評估乳頭有被腫瘤侵犯的風險，或未來復發的風險很高，則必須將乳頭和乳暈一併切除，之後再以人工的方式重建。

乳頭和乳暈的重建，在過去一直被視為冷門醫學，相關資訊與技術都非常缺乏。沒有乳頭、乳暈，或是乳頭、乳暈不自然的乳房重建結果，其實無法讓患者恢復自信，甚至對乳房重建治療失去動力，當我聽到越來越多患者沮喪憂鬱的心聲後，也開始研究乳頭、乳暈的重建技術，經過多年努力，終於得到令患者滿意的重建成果，並且成為國際乳房重建醫學中的一項創新技術。

重建乳頭、乳暈的適當時機

必須切除乳頭和乳暈的患者，重建乳頭的時機一般會等整個重建的乳房組織比較穩定之後再進行。乳房重建的填充物採取的若是自體組織皮瓣，在移植後體積會縮小一點點，3～6個月後體積會比較穩定，建議先觀察3個月左右，確定都很穩定，乳頭、乳暈重建的結果也會更完美。

在乳房重建已經完成的情況下，如果還必須配合其他乳癌治療項目，乳頭、乳暈重建的時間點建議如下：

◎ **配合化學治療**：需打化療者，建議等化療結束後至少1個月，白血球回到正常值後再做重建。

◎ **配合放射治療**：需放射治療者，建議等治療結束3個月，皮膚攣縮反應減少後再做重建。

◎ **配合標靶治療**：需打標靶者，建議等標靶治療結束後至少1個月再做重建。

以上這些時間點，都必須同時符合乳房整體重建後3個月以上的觀察時間，才能進行乳頭、乳暈的重建手術。

乳頭重建創新技術，畫龍點睛、完美收尾

經過多年研究與摸索，我研發出新式的乳頭重建技術，利用人體局部組織皮瓣來折疊塑形成乳頭的形狀，加上整形縫合手法，就像折紙藝術一樣，其實有很多種變化的可能性，依照患者健康側的乳頭形狀、大小來塑造新的乳頭。

皮瓣乳頭的折疊、縫合與定位

乳頭重建的做法，首先是在重建完成且狀態穩定的乳房上，選定新建乳頭的座落點，以對側健康乳房的乳頭為參照基準，在高度與距離對稱的位置做記號，接著要在新的乳頭位置塑造出一個漂亮逼真的「局部皮瓣乳頭」，再進行移植縫合。顧名思義，局部皮瓣乳頭就是取材來自患者自體的組織，人體相容性最高，無排斥或副作用問題，而且因為取材量很少，每一位患者都可以自己提供身體資源，不需要依靠人工材料。

用「軟骨＋帽子皮瓣」建成漂亮乳頭

用人體組織皮瓣折成乳頭形狀的做法，在極少數的國際相關醫學研究中有幾種手法，如星狀形、三角形、賓士形、魚尾巴形、T字形或雙S形等，經過臨床改良，我研發出一種效果更好的「帽子皮瓣」（Modified top hat flap）乳頭重建折疊法，這種折疊法可以維持皮瓣較為良好的血液循環，縫合後疤痕攣縮的比例也比較少，是乳頭重建很適合的方式。主要材料是利用患者本身第3或第4肋骨的一小段「軟骨」，並將軟骨刻成倒T字型，做為支撐體，皮瓣則塑形成一頂圓圓的帽子與2隻像是手臂的帽緣，兩隻手臂向中間環抱，蓋在倒T字型的軟骨上，兩者結合起來就像在

乳頭重建的帽子皮瓣技術

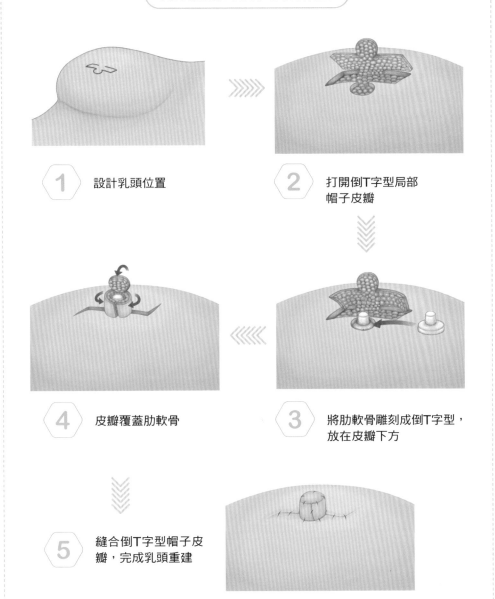

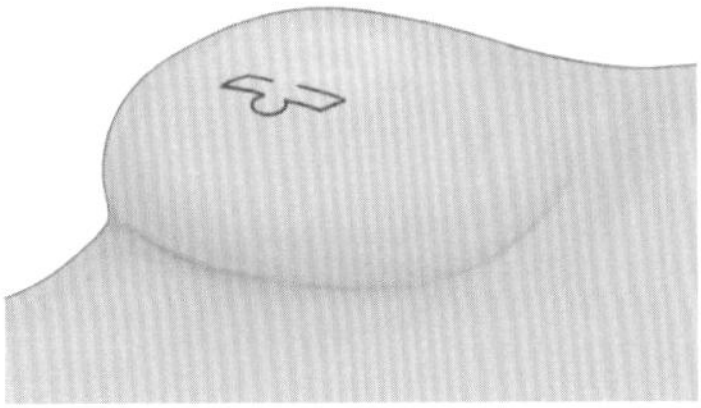

1 設計乳頭位置

2 打開倒T字型局部帽子皮瓣

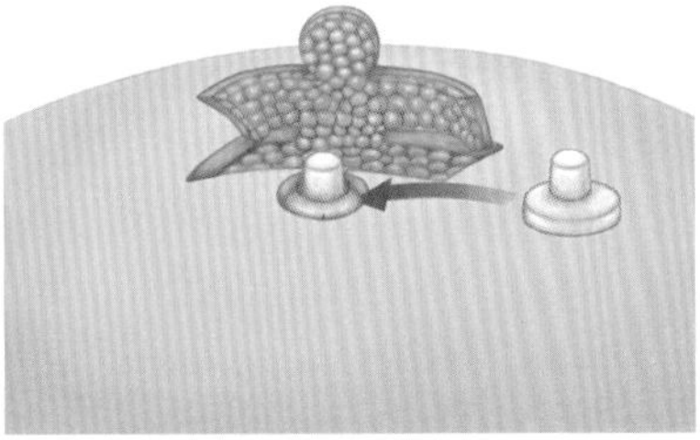

3 將肋軟骨雕刻成倒T字型，放在皮瓣下方

4 皮瓣覆蓋肋軟骨

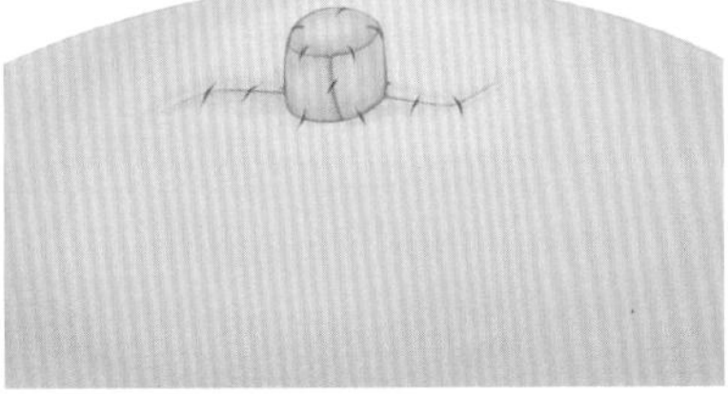

5 縫合倒T字型帽子皮瓣，完成乳頭重建

平地蓋房子般，軟骨即是該房子的鋼筋水泥，要是沒有鋼筋，房子就容易倒塌。完成漂亮又穩固的乳頭，再用細的縫線縫在軟骨與皮瓣真皮層，即大功告成。

乳頭重建手術只需要局部麻醉即可完成，手術約30分鐘，術後即可回家，現在的手術技術進步飛快，不只效果良好，效率也非常高。

乳暈醫學刺青藝術，顏色可調、褪色能補

皮瓣乳頭重建完成之後，還有一項工程，就是乳暈重建。等乳頭重建的傷口癒合良好，就可以邁向乳房重建的最後階段。以前乳暈重建的做法，有一種是以會陰部的皮膚來補，但補皮後的乳暈既不立體也不自然，跟對側的顏色和形狀也不同。還有一種是切對側一部分的乳暈來補，但補皮之後的顏色會變很深，而且是單一顏色，兩側的乳頭形狀也會變得不好看。我的做法則是以醫療用的顏料來進行皮膚刺青，醫學與藝術結合，體現整形醫學的最高目標。

兩側乳暈會有色差嗎？

2001年開始，我把刺青技術運用在乳暈的重建上，依照健康側乳暈的大小、形狀和顏色，量身訂做，刺出很多種層次，包括乳暈外緣的淡棕色、乳暈內緣的深棕色、乳頭上方的粉紅色等，

做出跟對側乳暈對稱、相近的漂亮顏色。這種重建刺青在局部麻醉下即可進行，用1根針、3根針、5根針、7根針、9根針甚至11根針等規格來刺青，所有器械皆經過高溫消毒，很安全，此步驟為乳房重建圓滿的收尾。

不怕褪色，顏色變淡可以再補色

刺青的顏色久了可能會略為褪色，所以建議剛開始刺青時，可以選擇稍微深一點的色階，過了一段時間，如果顏色逐漸變淡，仍可以再刺青補色，對患者來說非常方便且貼心。

在台灣，因為這部分的醫療資訊不普及，多數患者對乳頭和乳暈的重建充滿疑慮，裹足不前。其實乳頭、乳暈的重建非常重要，它使重建的乳房更趨近真實的乳房形象，也才能讓病患感到自己真正恢復完整，走出乳癌的陰影。

乳暈重建的刺青藝術

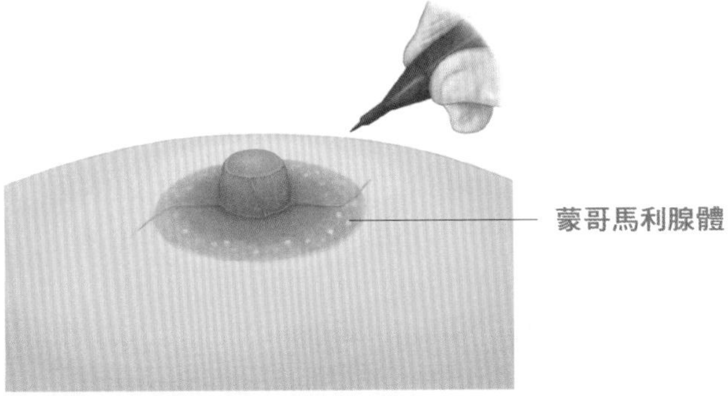

將刺青藝術運用在乳暈重建，為每位患者量身訂做，做出跟對側乳暈對稱、相近的漂亮顏色。

【讀者最想問】

乳房自體組織與義乳重建的Q&A

Q1：乳房重建會不會導致乳癌復發？

A：乳房重建不會導致乳癌復發或轉移。深下腹動脈穿通枝皮瓣等自體脂肪組織皮瓣，或是矽膠義乳都沒有乳腺組織，所以不會有乳癌產生或轉移的問題。

Q2：乳房重建會不會影響後續追蹤檢查？

A：接受乳房重建一樣可以進行乳房X光攝影（可以夾）、超音波檢查（可以壓），也可維持自我乳房檢查或醫生觸診檢查的方式，不會影響後續追蹤的準確性。

Q3：乳房重建手術和麻醉時間這麼長，有危險性嗎？

A：乳房重建手術的部位並未深入胸腔及腹腔，且顯微皮瓣手術出血量不多，因此手術危險性較低。麻醉會有術前評估，手術過程也會有麻醉醫療團隊隨時監測病患的生命徵象，將風險降至最低。患者個人若有特殊體況和其他疾病，需事前告知醫師做仔細評估。麻醉就像坐飛機一樣，起飛和降落比較有風險，而飛1個小時和飛5個小時的風險則是類似的。

Q4：乳房重建手術成功率高嗎？會不會有其他合併症？

A：乳房顯微重建手術成功率高達98%，2%失敗率主要是因為顯微接合的血管被扭曲、折到、壓迫，或病人本身凝血功能有異常，產生血栓等問題所造成。手術後可能出現的合併症如部分脂肪壞死約3～7%、部分皮瓣壞死約2～3%、傷口發炎約3～4%，若有任何後遺症，務必隨時回診檢查。

Q5：移植腹部脂肪做乳房重建，術後腹部緊緊麻麻的感覺正常嗎？

A：此為正常感覺。手術中將腹部脂肪皮瓣取下後，須將上腹肚皮往下拉緊才能縫合起來，不傷及橫腹直肌，但難免會傷害到周圍表皮神經，有緊麻的感覺是正常的，較瘦或脂肪皮瓣較少的患者會感覺腹部特別緊。建議術後下床活動時，須做稍微彎髖骨的動作，並使用束腹帶（出院後可將束腹帶改為束褲，視病人方便即可），此種緊麻的感覺會慢慢改善，6個月會消失。原則上，建議束腹或束褲使用1個月。

Q6：術後可以觸碰重建處嗎？何時可拆線和移除引流管？

A：移植的組織皮瓣待術後傷口恢復好，是可以觸摸的，但是顯微手術血管接合處（一般是胸口正中處，靠近上方肋骨第2至4根，或皮瓣外側，胸背動靜脈吻合處），在3週內不可以壓迫到，否則會導致皮瓣血流不全。

若採用的是腹部脂肪皮瓣移植，肚臍的線約2週後要至門診拆除；乳房及肚子的傷口多數都是以美容線縫合，可以不用拆線。引流管會在分泌物量少於30cc／天，及顏色變淡（呈現淡粉紅色或淡黃色）時，在住院中或回門診拔除。若引流管持續量多一直無法拔除，建議暫時減少活動量、多攝取高蛋白食物（如魚、肉、豆及蛋類），以減少血水的生成。

Q7：希望盡快回到職場工作，哪種重建方式比較適合？

A：一般來說「自體脂肪皮瓣移植」並且「立即性重建」是較理想的重建方案，但對於身負工作重擔的青壯年患者，或腹部瘦薄、乳房較挺、請假不能超過2週的患者，或許要考慮的是義乳植入物的重建方式，雖然觸感不如自體脂肪皮瓣來得自然，但手術時間較短，術後恢復也較快，可與醫師討論個人面臨的生活或工作問題，並評估個人乳癌病情，選擇最適當的重建方案。

Q8：我未來打算懷孕生育，移植取材是否不能動到腹部組織？

A：目前自體組織乳房重建方式，首選部位是下腹脂肪皮瓣（皮膚及脂肪），手術後恥骨上方會有一道傷口，但出現腹部無力、疝氣等合併症的患者其實非常少，如果計劃懷孕，還是可以使用深下腹動脈穿通枝皮瓣重建法，我有好幾位病人手術後都成功懷孕，且無合併症產生。

【病友見證分享】

乳癌治療臨床案例③

註：以下個案為作者長年任職林口長庚醫院之病患經驗分享，作者現任安德森整形診所外科院長。

CURE CASE

單側乳頭保留式全切＋乳房二次重建（義乳莢膜攣縮、自體組織移植）＋對側提乳，成功抗癌至今8年

抗癌的日子，更要打扮得美美的

患者／Joy

45歲了！對我而言正是要收果實，正是人生要起飛時，老天爺卻開了一個玩笑，竟然得了乳癌。因為沒有家族病史，得知乳癌的那一刻，如同多數人一樣的想法：為～什～麼～是～我～？？？唉！轉念一想，也好，家人沒有

◇罹癌年齡：45歲

◇癌種期別：侵襲性乳小葉癌3期A

◇切除手術：右乳全切（乳頭保留式）

◇乳房重建：第一次為立即性義乳重建

◇二次重建：自體脂肪組織（深下腹動脈穿通枝皮瓣）＋對側提乳

放射治療後造成義乳莢膜攣縮的問題，乳房又緊又硬，與醫師討論決定將義乳取出，更改為自體脂肪組織（深下腹動脈穿通枝皮瓣）。為了乳房兩側對稱性，左側正常側乳房進行提乳手術

◇其他治療：進行化學治療（小紅莓6次），放射治療25次，抗荷爾蒙治療（泰莫西芬）

人得，是我，也好！自我安慰著。

有一天自己撥到乳房，往下按壓發現胸部有一片腫塊，心裡想這不是吧！又剛好夢到不好的事，想想也該檢查了，因為剛好也45歲了（哈哈可以免費檢查），檢查報告出爐時，當場傻了好幾秒，後來醫生又告知我後續的治療方法，當下真的傻了，聽不進去，當時女兒就在身旁，提醒自己不能哭，沒有家族病史、無不良嗜好、也沒做過壞事，不斷地問自己還是那句話（為什麼是我！）。經歷了全切除手術、重建、化療、放療，尤其是重建面臨了2次手術，我是立即重建的，第1次放矽膠義乳重建，當時是因為脂肪不夠，所以不得已只能放義乳，因為我後續有電療，好景不常，隔年攣縮了！所以我又做了第2次重建，把自己養胖一點，終於有脂肪了，做了自體皮瓣移植，還有後續每天都要吃藥的荷爾蒙治療。

頂著一頭俏麗的短髮，這可是我花了3萬多塊狠下心來買的假髮，化著簡單的妝容，讓我凸顯氣色不錯，讓人看不出我是一個正在化學治療中的病人，這段時間非常感謝乳房重建協會的姐妹們，感謝她們讓我覺得自己不是病人，我沒有生病。

誰說罹癌就沒希望了？抗癌的態度要正面，也不忘要好好打扮自己，看了心情也美麗。然後，去做自己想做、有意義的事情，才有好心情對抗病魔，也能盡自己的微薄力量去幫助需要幫助的姐妹。

成為台灣乳房重建協會的志工，是我認為有意義的事情，在醫院裡訪視病友，投入義賣籌募癌友乳房重建補助基金，協助協會會務的運作，以及全球乳癌病友組織聯盟會議的籌辦，在在讓我發現，其實自己能做的遠比認知中的自己多更多。而這樣有意義的活動，也得到家人的支持，在籌辦國際會議的過程，先生的公司全力地幫忙，包辦會場及文宣的設計與製作，溫馨的氛圍，讓會議留下很好的口碑。

接觸了很多罹癌的姐妹，看到每個人用不同的態度面對，也看到了很多不同的人生，讓我開始用更多的角度去看待生命，珍惜身邊的人事物。人無千日好、花無百日紅，人生無法保證永遠順遂，但我希望我能勇敢面對每一次的困境與挑戰。

２０１８年，我獲選為台灣乳房重建協會優良志工，我真心感謝老天讓我有機會學習不同的人生課題。癌，也許就是老天派來成就我的黑天使！

CURE CASE

單側全切＋延遲性乳房重建，成功抗癌至今32年

醫病相挺，人生不再風雨兼程

患者／羅女士

我的人生原本一帆風順，罹患乳癌、切除乳房是我人生中最大的創傷，那份椎心之痛只有罹患乳癌的患者才能感同身受。乳房切除後，除了需接受長時間的化療，每天洗澡時看到鏡中殘缺的身影，刺痛的心靈總是久久不能平復。8年後很幸運地看到報載長庚醫院鄭明輝醫師赴美專攻「自體組織乳房重建顯微手術」學成歸國的訊息。我滿懷期待看診求醫，充分了解相關細節後，於民國90年初接受手術，重新擁有自然、漂亮、永久性又有感覺的乳房，那份失而復得有如重生的喜悅，不可言喻！

為了推廣乳房重建，幫助乳癌患者走出陰霾，我們成立了「台灣乳房重建協會」，同時為了有效吸引大眾的注意，成立了「俏女郎舞

◇ 罹癌年齡：54歲

◇ 切除手術：左乳全切

◇ 乳房重建：延遲性自體組織移植（深下腹動脈穿通枝皮瓣）

◇ 其他治療：化學治療

今年健康高齡86歲

團」，由接受重建的姐妹拜師學舞，以穿著艷麗裝扮的肚皮舞、印度舞為主的表演型態，展現重建後的自信、陽光與活力，在全國病友活動，國內、國際等醫學會議的晚宴，多次受邀到大陸上海、北京、廣州等地的相關活動，更遠至美國全球性的活動上表演及宣導。這在90年代當下，確是醫病圈的創舉。加上電視台、報章雜誌等媒體對鄭教授和舞團的採訪報導，也造成不小的迴響，乳房重建的觀念漸漸地受到關注、認同與支持。

癌症已非絕症，癒後的人生還很長，活著固然重要，但要活得開心有自尊。乳房重建對乳癌患者而言，是值得肯定鼓勵的選擇，對身心靈及生活品質的提升影響深遠。

我接受重建後即加入志工行列，至今長達20年，63歲學舞，成立舞團，南征北討結識眾多好姐妹、好朋友，以及充實可貴的黃金歲月，如今雖然年事已高，仍有一股熱誠，期盼病友們努力爭取自己的權益，讓美夢成真！

感謝我生命中的貴人，林口長庚醫院院長暨乳房重建及淋巴水腫權威鄭明輝教授的精湛醫術，讓我重新擁有幾可亂真的乳房，以及快樂美好的餘生，感念之心，永生難忘！

CURE CASE

單側全切＋延遲性乳房重建，成功抗癌至今18年

乳房重建心聲

患者／金女士

18年前因左乳房發現腫瘤，經醫師診斷後整個切除，不幸中的大幸，因為不是乳癌，所以過程中無須化療手續。當時沒人通告我可施行乳房重建的訊息，幾個月後經詢問才瞭解，幫我實施手術的中型醫院無重建乳房的醫生和設備，只信函通知我參加有關乳房保健知識的說明會，並推介私人整形中心或診所，以便實施乳房重建手術。我曾查訪幾間整形中心，覺得信度和效度不太有信心，又因工作關係與照顧老母，加上沒有遇到貴人醫師，對重建乳房的意念，於此耽擱不了了之。

乳房切除確實在生活上造成很多影響和不方便，這些年對身體的殘缺，心裡感覺沮喪不是滋味。發現腫瘤前我經常去SPA做全身油

◇ 罹癌年齡：52歲

◇ 癌種期別：良性腫瘤

◇ 切除手術：左乳全切

◇ 乳房重建：延遲性自體組織移植（深下腹動脈穿通枝皮瓣）

◇ 其他治療：術後無接受任何治療，定期追蹤檢查

壓、按摩、三溫暖、出國洗溫泉浴，手術後這些消遣只好作罷。生活中穿衣服照鏡子有時覺得胸部一高一低上下不一，到醫院健康檢查、門診照X光，心裡都覺得尷尬，造成許多苦惱。

2019年家慈100歲仙逝，本人也退休，於是下定決心尋訪醫院，並在電腦上逐步搜查和比較，發現林口長庚醫院對乳房重建的說明清晰又專業，可依個人的狀況選擇醫師和手術方式。很慶幸有緣認識鄭明輝醫師，他領導的重建乳房醫療團隊，整體對病患評估、檢查非常慎重和仔細。鄭醫師對重建乳房的工作很有經驗，10小時的顯微手術後，一切順利圓滿，效果良好，成功地完成我的心願，從此讓我能抬頭挺胸更有自信心。林口長庚醫院水準很高，住院期間加護病房和恢復過程中，護理師很親切熱心。尤其手術前後的注意事項說明、回診檢查、復健指導非常清楚。林口長庚醫院的優點在於：乳房切除前後可依個人狀況，按照主治醫師的評估，直接選擇重建乳房方式，整體一系列步驟，過程方便，經濟又實惠，值得信賴。

我現在很快樂，經常禮佛、唱卡拉OK、跳舞運動健身，感覺生活自在，不再有身體缺陷的煩惱和憂鬱。再次感謝鄭明輝教授醫術高超，成就上千位女人的心願，同時也奉勸因癌症切除乳房的女性們，一定要重建乳房走出陰霾，恢復美麗建立信心。希望患乳癌的姐妹們，有緣閱讀本篇文章的心聲與經驗，做為重建乳房醫療的參考資訊。

CURE CASE

單側全切＋義乳胸衣＋延遲性乳房重建，成功抗癌至今25年

原來我也是貴人

患者／連女士

87年7月我因乳癌切除一邊的乳房，2年後我用自體脂肪移植進行乳房重建，從此揮別失去的陰霾，重拾擁有的喜悅。首先要介紹在我重建過程裡最重要的3個貴人：

第1位貴人，是我的一般外科葉大森醫師。葉醫師為了救我的命切除我的乳房，之後我為了維持正常的外觀必須配戴義乳胸罩，然而我有疤痕肥厚的體質，義乳不斷地摩擦著胸口上那一條長長的、凸凸的、如蚯蚓般的疤痕，讓我疼痛不舒服。或許是看我還年輕（37歲）又深受疤痕之苦，追蹤檢查半年後，葉醫師居然主動問我想不想重

◇ 罹癌年齡：37歲

◇ 癌種期別：原位癌0期

◇ 切除手術：右乳全切（穿著義乳胸衣，疤痕肥厚體質不適而決定重建）

◇ 乳房重建：2年後延遲性自體組織移植（深下腹動脈穿通枝皮瓣）

◇ 其他治療：術後無接受任何治療，定期追蹤檢查

建？知道可以重建當然燃起希望，便積極蒐集資訊。可是當時矽膠尚未合法，只能用水袋，又由於我已經切除，故必須先用組織擴張器撐大皮膚再植入水袋，過程耗時而辛苦，而且當我去拜訪一位用水袋重建的姐妹時，她的水袋剛好不久前才破掉，又重做了一次手術，嚇得我望而卻步。葉醫師仍不斷地鼓勵我重建，而我仍不斷地搖頭。到了89年初一次例行追蹤檢查時，葉醫師說有一位醫師剛從美國學習最新的重建方式回來，問我有沒有興趣？於是我見到了第2位貴人，整形外科鄭明輝醫師。

葉醫師當場打了通電話給鄭醫師，我就直接到門診找鄭醫師了。經過半個小時詳細的解說後非常心動，一來它取自體脂肪移植，不必擔心排斥副作用，也沒有破裂的後遺症，似乎是一勞永逸又自然的方式，唯一要承擔的是非常小的失敗機率；二來深深被鄭醫師的誠懇及親切所感動，這個醫生我連號都沒掛，他卻可以熱心地解說這麼久！不過畢竟是完全沒聽過的手術，我希望能跟動過手術的人談一談，鄭醫師說他可以安排，但必須徵求對方的同意。

第3位貴人，姐妹吳小姐。2天後我接到吳小姐的來電，她是鄭醫師在台灣的第1個案例。吳小姐無私地分享手術的經驗，解答了我心中許多的疑問，讓我得以放下忐忑不安的心，毅然決定接受手術。如果順利的話，我可能還可以存活40～50年，我不想伴隨義乳一起過這麼久！

然而，萬事俱備只欠東風，而這東風就是我一輩子的貴人，老公。當父母得知我想重建時，即表示反對，他們擔心手術的風險，尤其聽說開完刀後要先住加護病房（其實是顯微手術觀察室，並非一般印象中病人生命垂危、身上插滿管子的加護病房）。老公卻尊重我的決定，並扮演手術成功重要的推手。術後第1天鄭醫師到加護病房巡房，臉色凝重地說重建部分的皮膚顏色不好，擔心會因循環不良導致手術失敗。老公聽了便開始依照護士教導的方法經常幫我按摩，於是循環改善許多，第2天鄭醫師來巡房時就會笑了。住加護病房的5天，老公請假全程守護繼續按摩，也因此得到特許——在非探病時間可以進入病房，當然我的狀況越來越好，直到宣布成功轉出加護病房。

常想，雖然進開刀房挨刀子的是我，不過麻醉後一覺醒來手術就已完成，然而在手術室外等候的家人，是何等的煎熬?!記得第1次手術前，尚未確定是否需全部切除，所以當手術中途葉醫師告知老公需全切時，老公有多麼震驚、多麼掙扎！又需要多大的勇氣才能簽下同意書？日後家母告訴我，老公打電話通知他們我開刀時，聲音是顫抖的！第2次重建手術雖然沒有病魔的威脅，還是有風險的擔憂，加上我的血管較細不好接，更拉長了手術時間，上午第1刀一早便送進手術室，等到鄭醫師走出來通知手術完成，已經是隔天凌晨1點多，家屬等候區早就空蕩蕩，只剩下老公和我的爸媽3個人，每每想到此就一陣心疼……。

重建後生活品質大大提升，不必再受疤痕疼痛之苦，夏天不會因流汗、義乳不透氣而長濕疹，也不需因擔心義乳移位而放棄我最愛的跳舞、運動，不怕穿較貼身或領口寬鬆的衣服，更可以無懼地去泡湯，生活變得多彩多姿且沒有負擔。

當我正開心享受重建生活時，有一次回診卻看到鄭醫師眉頭深鎖，原來是想要重建的姐妹因家人反對或有疑惑而打退堂鼓，鄭醫師為她感到惋惜。鄭醫師很感慨地對我說：「我說好，人家不信；妳說好，人家才會相信。」這時我想到了吳小姐，腦中隨即出現「別人幫我，我幫別人」的念頭，於是成為鄭醫師的第1位志工，展開為期1年的跟診生涯。每週二上午鄭醫師於林口門診時，我便在隔壁診間待命，遇到對乳房重建有興趣的姐妹就來與我詳談，我除了以過來人的經驗解答疑惑之外，還提供我的重建成果當樣品，對於想看一看、摸一摸的要求，一律來者不拒（僅限女性哦！）看到她們臉上驚羨的表情，然後帶著希望、堅定的心情離開，感覺自己的付出非常值得。在診間也看到許多姐妹，原本因失去乳房整日以淚洗面、躲在家裡不願面對人群；重建後可以抬頭挺胸，重新走入人群、迎向陽光。所以想要重建的姐妹，如果妳身邊有許多反對的意見，請排除雜音，聽聽自己內心的聲音，他們不是妳，無法理解妳的痛，妳有權爭取妳應有的生活。

近幾年陸續在協會的活動場合裡，聽到一些重建姐妹說，當初就是在診間看我的「樣品」，我是她們的貴人。其實我不記得誰看過我了，重要的是，這些姐妹如今也成為許多其他姐妹的貴人，善緣在不知不覺中散播著。我們除了要惜緣、珍惜身邊的家人朋友外，更要讓這份愛傳出去。

第4章

揮別壓力衣，戰勝後遺症

全球成效最高的淋巴水腫治療術

重要醫訊

台灣之光：
鄭氏淋巴水腫治療法，輕、中、重症皆可根治

- 診斷新制發明：鄭氏淋巴水腫分級與台灣淋巴攝影分期，對症治療更精準
- 手術發明1：超級顯微「邊對端」淋巴管靜脈吻合術
- 手術發明2：顯微下頜淋巴結皮瓣移植術
- 手術成功率98%全球最高，術後完全不用再穿壓力袖套
- 90%患者術後為「顯著改善」等級，蜂窩性組織炎從每年平均3.5次降至0.7次

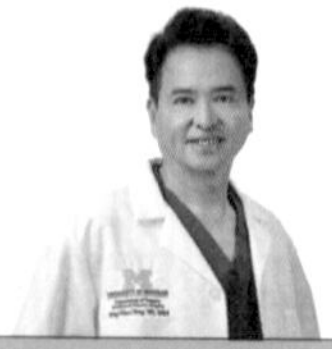

徹底治癒乳房切除的後遺症，真正走出乳癌暴風圈

成功執行了許多乳房重建的案例，多數病人恢復美觀對稱的乳房，很滿意術後的成果與生活，有人興奮地重拾自己熱愛的跳舞和運動，有人還成為熱心服務其他乳癌病友的義工。在長期的回診追蹤過程裡，我發現有些病人各項檢查狀態都很良好，數值也很正常，卻面有愁容、悶悶不樂，經過追問，才了解她們有手臂水腫的困擾，有人會腫脹疼痛，有人甚至難以正常活動和穿衣。他們以為「所有的乳癌療程」和「乳房重建」都做完了，應該不關乳癌的事，沒有人知道這個「新症狀」發生的原因，也不知道該求助哪一個專科去看診。

當我在診療室開啟這個話題，並主動關懷長期追蹤的病人，這項淋巴水腫問題才隨著病人越來越腫的手臂一起「浮出」檯面，受到很大的迴響。外套下的「隱藏版」手臂紛紛伸出，有些已被滲漏皮下的淋巴液繃得光滑、按下去有凹痕。有幾位病人比較嚴重，她們從寬鬆的罩衫袖子費勁「拔出」粗壯腫脹的手臂，急切地問：「醫生，我的乳癌療程都有做完，可是手臂不知道為什麼會腫起來？」、「這種症狀是新陳代謝問題嗎，應該去看哪一科？」、「這是癌細胞沒切乾淨嗎，還是有轉移？」許多才熬過乳癌治療、乳房重建的患者備受打擊，再度陷入焦慮無助，手抬不起來、兩隻手臂粗細比例不同，想找一件穿得下的衣服都很困難，開始變得不敢出門、不想運動。

這其實是切除乳癌腫瘤以及腋下淋巴結清除手術後，常見的一種嚴重後遺症，發生比例約占20～40％，患者非常多。要幫助乳癌患者完全走出罹癌的陰影，絕不只是消滅癌細胞和重建乳房而已，淋巴水腫後遺症因為發生的時間較晚，是很容易被忽略的環節，必須在長期追蹤的診察過程，一起納入「完整的乳癌治療」項目裡。根據研究統計，台灣每年新增約5000多例淋巴水腫病人，然而這方面的醫療資訊與技術至今仍然非常匱乏。早期遇到淋巴水腫的問題時，最常見的治療方式就是「穿壓力衣」、「綁彈性繃帶」或「切除腫脹組織」，這些方式不只無法治本、傷害身體，連緩解不適感的效果都不夠好。25年前我將美國最新的乳房重建醫學引進台灣和全亞洲後，繼續努力研發淋巴水腫的治療技術，經過臨床數百次的實際驗證，目前已有創新的淋巴水腫分級診斷方法，以及超級顯微淋巴管靜脈吻合術邊對端接合技術、顯微下頜淋巴結皮瓣移植手術等技術發明，可達到更適性的個人化治療目標與治根的效果，成功率高達98％，為全球最高，國際間整形外科醫學界也因此以台灣馬首是瞻，近20個國家、超過1000位國際醫師來台學習、上百位病患專程來治療，可見這項治療方式確實對淋巴水腫患者有極大幫助，讓乳癌患者不必再默默承受腫瘤切除手術後的後遺症。有鑑於這項重要的淋巴水腫治療技術目前醫學衛教資訊不足，本書特別專章說明。

當難纏的後遺症找上門，是乳癌復發嗎？

明明照著醫師的治療安排切除腫瘤，做完化療和放療，也完成了乳房重建，許多患者心想：終於過關了！但是看著自己的手臂越來越水腫、越來越粗重，這群無助的淋巴水腫患者滿頭問號、既焦慮又恐懼，因為很少有醫師會在乳房腫瘤切除手術後提醒病人：未來有可能會出現手臂水腫的後遺症。

乳癌手術後，手臂為何越腫越大？

在乳癌手術切除腫瘤之後，經過數個月或是幾年的時間，如果發現罹患乳癌的那一側手臂越來越浮腫，可能就要懷疑是淋巴水腫後遺症出現了。淋巴水腫是慢慢形成的，通常在手術後1、2年的追蹤期間才會漸漸被發現。剛開始患者可能覺得只是輕微的水腫，時好時壞，然後越來越嚴重，日常動作變得不靈活，重則末端手指腫脹僵硬，反覆發生感染甚至是蜂窩性組織炎，有時需住院施打抗生素才會緩解，在生理和精神上都帶來極大的痛苦和不便。

腫不腫，要看「腋下」如何：「淋巴結廓清術＋放射治療」的餘威

乳癌手術切除後，一定會造成淋巴水腫後遺症嗎？關鍵在於腋下的部分。病人在切除腫瘤時，若因為有淋巴結轉移或需要切除淋巴結，就會同時摘除患側腋下的淋巴結組織，等於是做了「乳房切除術」加上「腋下淋巴結廓清術」，若是淋巴結有轉移，通常會再加做「放射治療」——淋巴管會像被微波過一樣攣縮，局部功能被破壞，造成淋巴液無法正常回流而蓄積在手臂，醫學上稱此症為「乳癌術後淋巴水腫」（Breast cancer-related lymphedema）。

人體腋窩處大約有30～40顆淋巴結，如果切除超過15顆以上，再加上放射治療，淋巴水腫的機率就會大為增加，病況會變得非常嚴重。有些患者雖然只是做前哨淋巴結切片檢查，只切取1～3顆淋巴結出來化驗，但因個人體質和其他帶病情況不同，也有可能會發生淋巴水腫的問題，大約占6％的比例。

淋巴水腫後遺症vs癌症手術的關聯

症狀部位	癌症類別	手術切除淋巴結部位
上肢淋巴水腫（手臂）	乳癌、皮膚癌、惡性肉瘤	腋下淋巴結
下肢淋巴水腫（腿部）	卵巢癌、子宮內膜癌、子宮頸癌、攝護腺癌、大腸癌、皮膚癌、惡性肉瘤、黑色素瘤	骨盆腔淋巴結、鼠蹊部淋巴結

大象手、敗血症、終生功能喪失，都有可能發生

淋巴水腫是一種局部淋巴系統缺損引起的功能障礙，病理上分為先天性與非先天性：先天性淋巴水腫為出生即患有淋巴管、淋巴結構異常，大約每10萬人有1人，有些到成年後才出現較明顯的症狀，另外有罕見的原發性小腸淋巴增生症，也會出現多處器官淋巴水腫的症狀，發生率低但病況通常很嚴重。多數人屬於非先天性或稱「次發性淋巴水腫」（Secondary Lymphedema），是因為疾病或手術損傷局部淋巴系統，引起肢體局部組織積水腫脹，嚴重的病人皮膚表面會逐漸變得粗糙、硬化，俗稱象皮病、象手或象腿。

淋巴系統原本是一個全身性的循環，乳癌手術時切斷或摘除掉腋下淋巴結，再加上放射治療後附近的淋巴管攣縮，上肢的淋巴回流通道發生嚴重破壞，淋巴液無法藉由淋巴系統正常回流至應有的血液循環中，手臂就會蓄積淋巴液，皮下組織受到壓迫而逐漸發炎、脂肪增生、筋膜增厚、纖維化，患肢就會變得又腫又硬。有些患者嚴重到手抬不起來，臂神經叢可能也會因放射治療而受傷，白天活動不便，晚上睡不好覺，上肢反覆感染蜂窩性組織炎，若未妥善治療會引發敗血症、危及性命。因目前全球此項醫療技術和專門醫師極為缺乏，有許多國際病患特別來台尋求醫治，曾有一位中國患者因長年深受淋巴水腫困擾四處求醫，嘗試過多種復健方式與傳統切除腫脹組織的手術，一

直無法改善問題，因反覆發炎感染經常住院，最後痛苦難耐，考慮要截肢，幸而後來她搜尋到顯微下頷淋巴結皮瓣移植技術的醫療網站，特別到台灣來接受手術治療，終於保住整條手臂，目前已順利恢復健康，追蹤情況很良好。

淋巴淹水＝免疫泡水：當心抗癌力會變差

淋巴水腫不只是手臂外觀變得不好看的問題，事實上，淋巴系統與人體的免疫力、自癒力密不可分，淋巴液遍及人體每一處組織器官，而每一顆淋巴結都像是清除體內毒素的滅菌過濾站，因此維持身體正常良好的淋巴循環功能非常重要。

一處斷軌全身當機：淋巴液與血液、全身器官的關係

淋巴系統與全身的血液循環其實是一個整體的迴路，動脈血從心臟打出來，90％的血液會從靜脈流回去，有10％的血流到各器官組織，從淋巴管流回胸管及淋巴結，再流回心臟，在這樣一個完整的迴路中，一旦淋巴系統出現問題，全身的血液循環和器官機能也會跟著出問題。

早年的乳癌切除手術，不論腋下淋巴結是否受到侵犯，幾乎都會實施腋下淋巴結廓清手術一起切除掉，現在多了一道前哨淋巴結切片檢驗的步驟，可以避免不必要的大規模淋巴結清除和淋巴水

腫受難者。但是如果經切片檢查確定癌細胞有轉移到腋下，就必須徹底把腋下的淋巴結清除乾淨，這時患者上肢手臂水腫和伴隨的免疫力低下問題就會十分嚴重。像是對於一般人來說，被蚊蟲叮咬、擦傷破皮是件小事，但對淋巴水腫的患者來說，因為免疫力也比較低下，可能就容易變成嚴重細菌感染，形成蜂窩性組織炎並產生惡性循環，導致上肢更腫脹、纖維化。因此，淋巴水腫絕對是乳癌患者很重要的後遺症治療項目。

人體滅菌抗癌中心：淋巴結、淋巴液在忙什麼？

「淋巴液」是一種無色、富含蛋白質的液體，在淋巴管內一路流動，收集人體各種廢物和外來病原體，經全身淋巴管系統送至各處「淋巴結」進行滅菌消毒。淋巴結可說是人體的防毒軟體、循環過濾器，一顆顆如豆形，B細胞、T細胞等重要的免疫細胞都駐紮在此重地，一部分抗體被釋放到血液中，負責對抗外來的病毒與癌細胞。人體每天每一個上肢（手臂）至少會生產500cc的淋巴液，一個下肢（腿）至少生產1000cc的淋巴液，若淋巴系統任何一處阻塞、斷裂，就會造成局部淋巴液堆積、組織腫脹，全身無法正常循環和代謝。

淋巴結與血液的關係

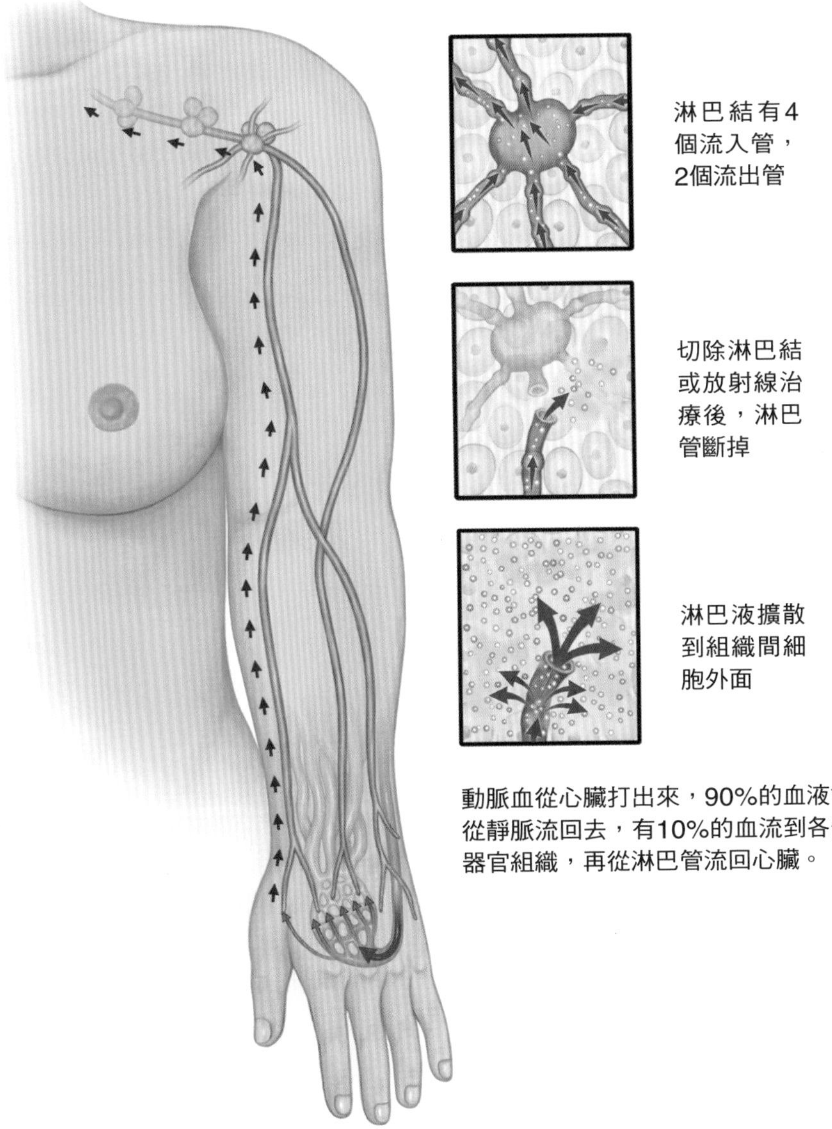
淋巴結有4
個流入管，
2個流出管
切除淋巴結
或放射線治
療後，淋巴
管斷掉
淋巴液擴散
到組織間細
胞外面

動脈血從心臟打出來，90%的血液會從靜脈流回去，有10%的血流到各個器官組織，再從淋巴管流回心臟。

全身的淋巴結及淋巴循環路線

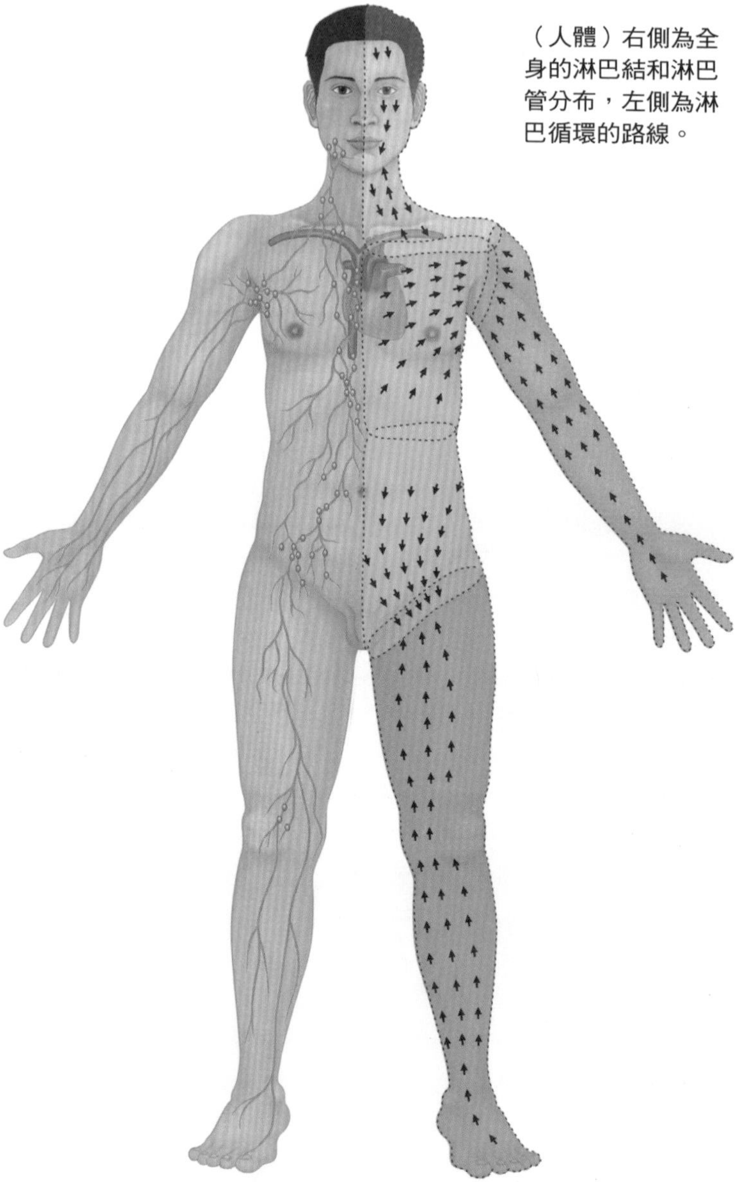

（人體）右側為全身的淋巴結和淋巴管分布，左側為淋巴循環的路線。

淋巴水腫治療一定要動手術嗎？

據臨床經驗，依鄭氏淋巴水腫分級0～II級的患者屬於初期症狀，可使用「整合性退腫治療」（Complete decongestive therapy, CDT）來穩定病況，方法包括認真做復健、細心的居家護理、長時間穿戴壓力袖套，這些保守治療法，對於淋巴水腫的初期症狀和輕微不適感具有緩解作用，但無法使其完全恢復正常，尤其隨著時間的拖延，改善的效果往往追不上肢體腫脹的速度。鄭氏淋巴水腫分級II～IV級的中重度淋巴水腫患者，過去醫界多使用傳統減積手術的做法，主要是切除腫脹的組織（纖維化和增生的脂肪、皮膚等），如查理斯手術切除術、楔形切除術、抽脂等，有些情況可能還要配合皮膚移植來覆蓋傷口，不僅會造成大面積的外

傳統減積手術和新式顯微淋巴手術的比較

技術比較	傳統減積手術	新式顯微淋巴手術
治療方式	◇ 全切除腫脹軟組織：查理斯手術切除術 ◇ 局部切除腫脹軟組織：抽脂、楔形切除術	◇ 鄭氏發明：超級顯微淋巴管靜脈吻合術——邊對端接合術（適用鄭氏分級 I～II 級） ◇ 鄭氏發明：顯微淋巴結皮瓣移植術——下頷淋巴結遠端移植（適用鄭氏分級 II～IV 級）
恢復效果	緩解效果短，無法抑制惡化，副作用多，仍須24小時穿壓力衣 （查理斯手術常會感染）	皮瓣移植成功率98%，90%病人明顯改善

觀創傷與疤痕，而且無法恢復原本的淋巴功能。近年來較為新式的「超級顯微淋巴管靜脈吻合術」與「顯微淋巴結皮瓣移植術」，在臨床執行上也發現手術效果有所局限，經過不斷苦思實驗與研究，我發現以「邊對端接合」以及「遠端淋巴結皮瓣移植」的醫學原理和技術做法，能夠分別突破目前2種主流手術在療效上的瓶頸，不只是把被淋巴結清除手術破壞、放射治療損傷的淋巴循環系統重新接起來，而且是「有效地」接起來，使患者全身的淋巴系統真正恢復暢行，根本性地解決淋巴水腫問題，鄭氏淋巴水腫分級Ⅰ～Ⅳ級的輕、中、重度患者都能做為主要治療法。

乳癌術後上肢淋巴水腫症狀有哪些？

外觀影響：

手臂腫脹、皮膚粗硬、顏色變深、毛髮增生。

活動受限：

沉重、緊繃、動作不便、手舉不起來、關節不靈活、手指僵硬。

排汗障礙：

皮膚表層血管和毛孔逐漸看不到，且無法順利排汗。

嚴重感染：

疼痛、發紅、發熱、反覆蜂窩性組織炎。

不必再穿壓力衣：國際首創「鄭氏淋巴水腫分級標準」與「顯微下頜淋巴結移植手術」

過去的淋巴水腫治療方式，多數是教患者穿戴壓力袖套、綁紮彈性繃帶、執行各種復健，使淋巴水腫患者每天都過得很「忙碌」、很辛苦，改善效果又很有限，有些甚至還變得更嚴重。如何能減少醫療虛工，更有效率地幫助患者，這樣的想法驅使我努力研發更有效的治療方法。２０００年，我開始以顯微手術為乳癌患者治療上肢淋巴水腫，２００９年將研究多年的「下頜淋巴結皮瓣移植」技術正式推上國際醫學舞台，２０１４年在台灣成立淋巴水腫治療中心，２０１６年制定新式的「鄭氏淋巴水腫分級標準」，使醫師在診斷時能針對每位患者不同的病況程度，做出準確的判斷，以提供最適當的治療方式，並以新式的手術模式，邁向「根治」淋巴水腫的全新醫學里程碑。

從診斷到手術，這一套完善的治療方式不只能用於乳房切除手術後上肢淋巴水腫的問題，對於其他癌症手術後遺症、先天性淋巴水腫，或是病況較為複雜嚴重的病患，都能發揮明顯改善治癒的效果。

CURE CASE

烏克蘭先天水腫重症案例，全球各國醫師束手無策，來台手術獲治癒！

我曾治療過一位來自烏克蘭的淋巴水腫重症女孩，她才20多歲，從小患有罕見的先天性小腸淋巴管擴張症，臉部、腹部、雙腳嚴重水腫，甚至腳趾和腳掌都變形，一直都穿著巨大的訂製鞋，行動非常不便。為了治療先天的嚴重疾病，她嘗試過徒手引流按摩、綁彈性繃帶、只吃中鏈脂肪酸等各種治療方式。母親也帶她跑遍俄羅斯、美國、義大利、德國和求助日本名醫，在她的頸部、腿部可見到多處手術過的疤痕，在各國醫師和各種治療之下，她的病情非但沒有改善，反而更加惡化，還因為長期不當服藥嚴重破壞免疫系統，反覆發生肺炎感染，每月住院打抗生素，險些送命。就在她幾乎想要放棄治療時，母親在網路上發現我們的淋巴水腫治療網站（www.lymphedemamicrosurgery.com），努力克服語言障礙與我們取得聯繫，遠渡重洋到台灣接受治療。

經過詳細的診斷，我先幫她進行腹部手術，將堆積多年的乳糜液透過搭橋手術引流到靜脈，回到全身的系統循環裡，再加上顯微淋巴結皮瓣移植至腳踝的手術，成功改善了她從出生以來不斷惡化的腹部和右腿淋巴水腫問題，連帶的左臉、咽喉的腫脹也跟著消退了。現在這位烏克蘭女孩能夠正常輕鬆地走路，也可以買到和一般人一樣正常尺碼的鞋子，而且不會再一直感染肺炎、受敗血症威脅，手術後恢復情況十分良好，她非常興奮地說：「我現在終於可以擺脫巨人的鞋子，還能夠好好走路，體重也變輕了，真是太開心了！」連如此的重症案例，都能透過淋巴結皮瓣移植的醫學原理和技術獲得顯著改善，對於乳癌術後的淋巴水腫後遺症來說，治療效果必然會更好。

突破無效治療，繼乳房重建後的第2項挑戰

據研究估計，全球約有2億人口深受淋巴水腫的折磨，有鑑於個人醫療力量有限，因此在2015年編撰英文教科書《淋巴水腫手術的原則和實踐》（*Principle and Practice of Lymphedema Surgery*），將我的臨床經驗與手術技術分享給更多醫護人員，指導全球整形外科醫師如何執行相關手術，希望能幫助到更多深受淋巴水腫所苦的患者。曾有一位從其

有「腫」的請立即治療：認識淋巴水腫醫療團隊

乳癌術後的上肢淋巴水腫後遺症治療，與乳癌其他治療項目之用藥、追蹤也具有一定的相關性，完善的淋巴水腫治療團隊，通常由顯微整形重建外科、乳房外科、婦癌科、核子醫學科、影像診療科、感染科、病患個案管理等醫護專家共同組成。

CURE CASE

顯微淋巴結皮瓣移植手術vs穿戴壓力袖套效果比照

病患檔案：61歲女性

乳癌治療方式：曾接受乳房切除術、腋窩淋巴結廓清術和放射治療

淋巴水腫發生：乳癌治療10年後發生右上肢乳癌相關淋巴水腫，鄭氏淋巴水腫分級第Ⅲ級

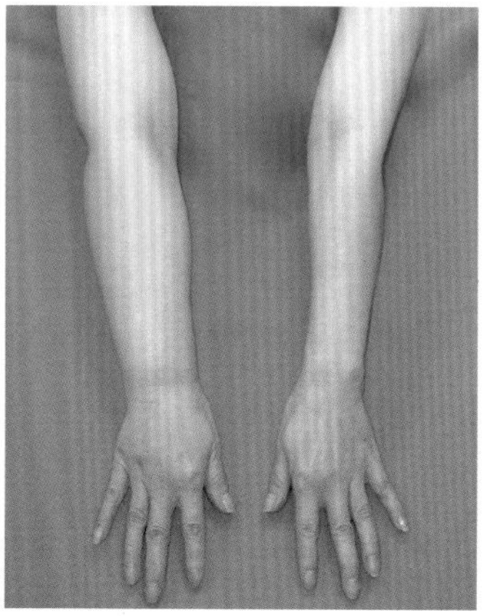

術前穿戴壓力袖套＋物理治療

初期以穿戴壓力袖套並搭配進行徒手淋巴引流治療方式，但並無具體的改善效果，且逐漸變嚴重，每年平均發生2次蜂窩性組織炎，經鄭氏淋巴水腫分級診斷評估，宜改採顯微淋巴結皮瓣移植手術治療法。

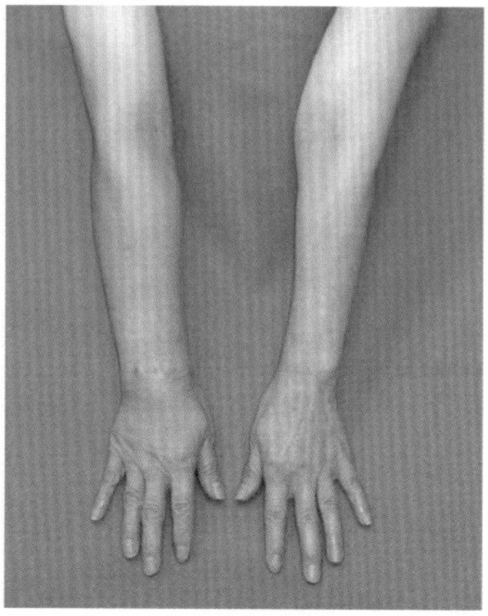

顯微淋巴結皮瓣移植手術後

患者後來接受顯微淋巴結皮瓣移植手術，圖片為追蹤75個月後的結果。不穿戴壓力袖套的情況下，患肢變軟、周長變小，減少率為肘上100%及肘下40%。

他院所轉診過來的病人，訴說自己歷經40幾次手術，非常渴望回到從前的生活，我為這位患者進行下頜淋巴結皮瓣移植術，雖然當時她已60多歲，術後的恢復依然非常良好，原本腫脹粗硬的上臂終於能套進20年前的漂亮衣服裡，一償宿願，非常開心。對於許多同樣使用物理復健方式一直無法消腫、恢復的淋巴水腫患者，在臨床上「超級顯微淋巴管靜脈吻合術」與「顯微下頜淋巴結皮瓣移植術」治癒率高，我目前已成功完成1000多例治療。可以諮詢專業醫師，了解自己是否符合手術條件，並安排適當的治療時間，避免淋巴水腫症狀變得更嚴重。

鄭氏淋巴水腫分級新制上路

疾病的發展方向與適合的治療方法都是因人而異的，用一種方式來治療所有的病人，有時候效果並不好。有不少淋巴水腫的病患從其他醫療機構轉診過來，各有各的身體條件，水腫程度也不同，顯然不能用同一套標準來醫治，要有更精準的分級與相應的醫療措施。因此，我整理出一套便於臨床實際對照的淋巴水腫分級表，將淋巴攝影的檢查結果也納入分級的參考依據，方便醫師們更精確地為患者量身訂做適當的醫療計畫。

過去醫界廣泛使用國際淋巴學會（International society of lymphology, ISL）分級系統，主要依據患者的肢體軟硬度、抬高可活動或可恢復性等臨床症狀來評估，缺少客觀測量或影像評估。2016年我提出「鄭氏淋巴水腫分級表」（Cheng lymphedema grading system, CLGS），是根據患者的水腫側與健康側兩手臂的相差程度做比對，實際測量水腫手臂的腫脹程度，再加上淋巴攝影等明確的影像檢測結果，將無症狀的歸為0級，另依嚴重程度分成4級，在醫學界提出新式淋巴水腫分級制度，並按級別規劃出不同的臨床治療方式，此分級系統已發表於外科最權威的期刊《外科學年鑑》（*Annals of Surgery*, impact factor 13.787），讓全球更多外科醫師皆能參考遵循，目前已廣為使用，成為國際通行的準則。

淋巴水腫臂圍的計算法

STEP 1 臂圍測量：

以軟布尺量左右手臂尺寸，從手肘往上或往下10公分繞一圈測得尺寸

STEP 2 腫脹度計算：

$$\text{腫脹度} = \frac{\text{患肢臂圍（公分）} - \text{健康肢臂圍（公分）}}{\text{健康肢臂圍（公分）}} \times 100\% = (\quad)\%$$

STEP 3 程度分級：

依據上述手臂腫脹度，對照鄭氏淋巴水腫分級表，即可得知病程進展與適合的治療法

註：臂圍測量法後來以電腦斷層體積測量，確認是正確的。

鄭氏淋巴水腫分級表：診斷分級與治療方式對照

淋巴水腫依腫脹度分為0級～IV級，對應的治療方式主要包括居家自我護理、物理復健和外科手術3類治療法

分級	淋巴水腫嚴重度	臂圍腫脹度	淋巴攝影檢查結果	治療方式
0	可恢復	＜9%	正常或部分阻塞	物理復健、居家自我護理
Ⅰ	輕微	10～19%	部分阻塞	物理復健、淋巴管靜脈吻合術
Ⅱ	輕微到中度	20～29%	全部阻塞	物理復健、淋巴管靜脈吻合術、淋巴結皮瓣移植術
Ⅲ	中度到重度	30～39%	全部阻塞	淋巴結皮瓣移植術＋抽脂
Ⅳ	重度	＞40%	全部阻塞	淋巴結皮瓣移植術＋抽脂

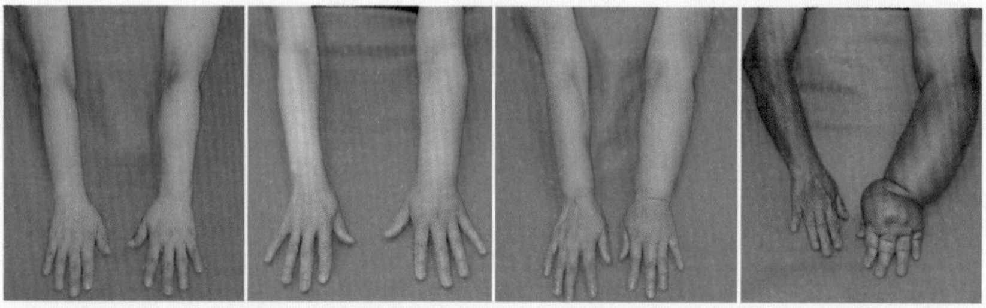

Ⅰ級　　Ⅱ級　　Ⅲ級　　Ⅳ級

【鄭氏分級0~Ⅱ】

輕度水腫：物理復健治療

上肢手臂如果只是剛開始出現浮腫，症狀輕微，可以不做手術，先進行居家自我護理和物理復健治療，持續觀察情況即可，如乳癌切除手術前有做「前哨淋巴結切片術」，摘取幾顆淋巴結做化驗的患者，或是乳癌切除手術時有做「腋下淋巴結廓清術」和「放射治療」，剛開始淋巴水腫的症狀浮現，但還很輕微時，都適合依循以下居家自我照護和整合性退腫治療的原則。

未腫先防：居家自我照護

淋巴水腫症狀極輕微，依鄭氏淋巴水腫分級為0級，宜進行居家自我照顧，把不適感減到最低，避免感染，日常照護重點如下：

1. 乳液保養：如果覺得皮膚乾硬，每天可用適量乳液塗抹患側手臂，保持滋潤與彈性。
2. 不要曝曬：氣候炎熱時，外出盡量穿透氣的長袖上衣，避免高溫曝曬。泡溫泉也會增加淋巴液產生。

3 預防蟲咬：避免被蚊蟲叮咬和搔抓，以免造成蜂窩性組織炎。

4 避免感染：活動時注意減少擦挫傷，避免傷口感染。

5 控制體重：體重增加，淋巴液也會增加，手會更腫。

積水暫時退散：整合性退腫治療法

鄭氏分級0～Ⅱ屬於輕度至中度的淋巴水腫情況，可透過以下6種物理復健的方式舒緩不適感，避免水腫加重，其中有部分方法與國際通用的「整合性退腫治療」相似，都是藉由適度的壓力、重力治療原理，促進淋巴系統的循環功能。

1 抬高患肢

平日坐臥時盡量將水腫的上肢墊高，這是最簡單且有效的消腫方式，可以降低微血管的壓力，讓靜脈回流更順暢，減少淋巴液堆積和腫脹。久坐辦公室的人，下班回家後也可以多做。

患側皮膚觀測站：當心蜂窩性組織炎

經常觀察患側手臂水腫的程度是否變嚴重、皮膚有無發炎的情況，若出現紅、腫、熱、痛、起紅疹、皮膚溫度增高，或是已經引起發燒，有可能是蜂窩性組織炎，要立即就醫，通常會需要口服或施打抗生素治療。

2 徒手淋巴引流

淋巴引流按摩（Manual lymphatic drainage, MLD）主要做法是藉由適度的外力，對皮膚下的淋巴組織做引導流動，要注意按摩的方向性：由肢體遠端處往心臟的方向按摩，以適度力量按壓、推移，再施予橫向壓力刺激淋巴管收縮，促進淋巴液回流，1次大約按摩10～15分鐘，正確的按摩手法與力道需由復健治療師指導操作。

3 綁彈性繃帶

彈性繃帶的綁紮同樣需要復健治療師協助，執行4～6週，由患側肢體的遠端向心臟方向來綁紮，藉由繃帶的鬆緊度適當施壓在患肢的周圍，纏繞時要以「遠端較窄、近心端較寬」的特殊手法來綁紮，加強肢體末梢的壓力，更有助促進淋巴液回流的力道。綁紮通常可以維持12小時，依個人水腫情況由復健治療師評估綁紮的適當時數，但若出現疼痛、末梢指端變藍黑色（血液循環不佳）、冰冷或麻木感，則要先鬆開繃帶做調整。

4 穿戴壓力袖套

4～6週後，可穿戴彈性壓力衣、壓力袖套或壓力襪，與綁紮彈性繃帶的作用相似，都是以適當加壓的原理來治療水腫，宜長時間或白天時段穿戴，每次至少穿戴12小時。壓力袖套最好能準備2套，方便清洗時替用，且大約每半年或彈性變鬆時就需要汰換更新，維持布料適度的彈性和足夠的加壓力。

CURE CASE

登機忘記帶壓力袖套，搭機「全程舉手」的慘痛經驗

有位患者在乳癌療程都做完後，非常配合地回診追蹤多年，漸漸出現淋巴水腫的症狀，暫時以穿壓力袖套和物理復健方式來控制。她興致勃勃地和家人決定要出國玩一趟，行李帶齊卻忘了戴壓力袖套，飛機上因為艙壓的變化，手臂比平日更加腫脹疼痛，機上全程幾乎都得高舉著手臂減少壓迫，但還是痛苦難耐忍不住哀號。遇到這種情況的患者不少，登高山時也可能受到氣壓影響，加劇腫脹的不適感，平日工作地點也可以多備1套袖套方便應變，也要避免泡溫泉、熱敷、大力按摩、刮痧、針灸等，以免情況惡化。

5 氣動性淋巴循環機

淋巴循環機使用方法類似電動血壓機，當水腫患側手臂穿過儀器的塑膠套筒，空氣幫浦會將塑

膠套筒充氣，施予壓力，疏導堆積在手臂的淋巴液回流至近心臟端。與徒手引流按摩不同的地方是，機器運作施力較均勻，徒手引流按摩則可以在力道上做彈性調整。

壓力袖套如何挑選？

水腫患肢的皮膚都比較敏感、脆弱，選購壓力袖套時要注意以下幾項重點：

＊壓力袖套必須為專業醫療器材等級（ClassⅡ～Ⅲ），由專業廠商生產製造，品質經嚴格控管。

＊材質要透氣、服貼、柔軟，不可太粗硬，以免刮傷皮膚增加感染風險。

＊注意袖套內部觸感不可粗糙，與皮膚接觸面宜平滑無縫線感，以免長時間摩擦破皮。

＊對膠質容易皮膚過敏者，要避免購買有止滑膠條或膠點設計的款式。

＊如為歐美品牌，同級尺寸對亞洲人可能偏大，可考慮選短款或較小的尺碼。

日用型的袖套於洗澡及睡覺前脫掉，早上要開始活動再穿戴上去；夜用型依主治醫師、復健治療師評估後，再決定是否需要使用，一般來說，睡覺時不需要穿戴壓力袖套。當皮膚有淋巴液滲漏，或是經醫師檢查出患側手臂周邊有動脈阻塞時，不宜穿戴壓力袖套，需尋求其他適當的治療方式。

「我的手臂又腫又脹，根本沒辦法運動」、「醫師，運動會不會讓水腫變得更嚴重？」每當我提醒患者要適度運動時，就會發現很多患者有這樣的顧慮。其實「活動困難」不是運動的禁忌，相反地，淋巴水腫的患者更應該做適度的等張運動，因為運動時，人體肌肉主動收縮能產生強有力的幫浦效果，促進肌肉層淋巴回流的速度，也可以增進關節靈活性與肢體柔軟度。相關研究發現：運動持續15分鐘以上，淋巴回流量可增加3～5倍，這是非常有效率的復健方式，對乳癌的康復也有幫助，只要不過分激烈，每日都應該維持適度的運動量。

當症狀由輕轉重該怎麼辦？

淋巴水腫的輕症者，若積極復健6個月以上卻未見效果，或水腫有變嚴重的趨勢、反覆感染，須回診做淋巴攝影檢查。若發現淋巴循環中有部分阻塞或完全阻塞，或是兩側上肢臂圍相差達10%以上，就要請醫師評估是否需要進行手術治療。

運動需要戴壓力袖套嗎？

運動時建議穿戴壓力袖套或綁彈性繃帶，可以先從低強度運動開始鍛鍊，如健走、微慢跑、伸展操、瑜伽等，再漸漸調整。盡量避免對水腫手臂衝擊力或負重較大的運動種類，如網球、棒球、羽球、排球等，過度激烈或長時間運動如爬山也應該避免。最佳的運動時間長度與鍛鍊強度，可依個人上肢水腫的程度與不適感來調整，循序漸進，只要不讓患側手臂過於腫脹即可。

【鄭氏分級Ⅰ～Ⅳ】
檢查、診斷和手術適應症

目前對於中重度的患者，治療淋巴水腫較為有效的2種手術方式為「超級顯微淋巴管靜脈吻合術」與「顯微淋巴結皮瓣移植術」，皆具有根治效果。淋巴管靜脈吻合術，做法是在患側手臂找出具有正常功能的淋巴管（約0.5公釐），透過放大42倍的超級顯微手術將其與靜脈接合，使淋巴液能重新引流回到靜脈系統中，順暢循環不再堆積，解除肢體腫脹的問題。淋巴結皮瓣移植術的做法，則是移植身體其他健康的淋巴結到患肢，取代原本已經失去功能或被手術清除的淋巴結。

哪些人適合做手術治療？

本書所介紹的2種淋巴水腫手術治療方式，皆為自體組織的縫合或移植，副作用或併發症很少，但每位患者的乳癌病程與身體條件不同，手術前必須先做詳細的影像檢查與診斷。

- 經過積極物理復健6個月以上無明顯效果，或淋巴水腫情況變嚴重
- 患側與正常側兩手臂圍相差10%以上
- 經淋巴攝影檢查，發現淋巴循環有部分或全部阻塞
- 經循血綠攝影檢查，發現有通暢的淋巴管
- 反覆感染蜂窩性組織炎
- 無腫瘤復發或遠處轉移

符合以上條件的患者，可以考慮手術治療的方式，由醫師依據鄭氏淋巴水腫分級來診斷，評估決定使用顯微淋巴管靜脈吻合術或是顯微淋巴結皮瓣移植術。

手術前準備事項

患者必須先提供醫師有關個人乳癌治療的情況、其他疾病及服藥的相關資料，與主治醫師詳細溝通，擬定淋巴水腫手術計畫：

- 乳癌治療病歷：提供個人曾接受的乳癌切除手術和淋巴結清除顆數、放射治療等。
- 術前必做檢查：醫師會視患者個別的病況和體況，安排做必要的淋巴攝影（Tc-99）、循血綠淋巴管攝影、超音波、電腦斷層等檢查項目。

- **身體其他疾病：**要告知醫師是否患有心臟病、糖尿病、蜂窩性組織炎或其他疾病，以及目前所服用的藥品名稱、是否對顯影劑或藥物過敏，另外像是有無裝入人工血管、打肝素沖洗人工血管、有無血液或血小板功能異常等特殊情形也要清楚告知。
- **術前暫停用藥：**經醫師評估安全性，手術前可能會要求患者先停止日常服用的抗凝血劑等藥物（如阿斯匹靈、可邁丁）3～7天。

淋巴攝影檢查診斷，水災區精細顯像

要判斷淋巴系統是否有阻塞或病變，判別病灶的準確位置，過去普遍以淋巴攝影為診斷依據，早期機型影像解析度較低、影像資訊量較少，對於淋巴水腫或有病變的患者無法提供精確的病況診斷，因此治療方式比較保守，醫療成效受限。現代人血液疾病與癌症激增，藥物研發、手術技術進步的速度加快，淋巴系統影像檢查的儀器水準也與日俱進，目前已有功能較強的新式機型。

淋巴攝影檢查

傳統常規的淋巴攝影（Tc-99 Lymphoscintigraphy）也稱淋巴掃描，影像技術已逐步提升，主要檢查方法是：在選定的手背部位注射放射性同位素鎝製劑（Tc-99m phytate），經皮下注射隨著淋巴液進入淋巴結，跟著系統循環，由高顯像攝影儀全程監控追蹤，可清楚定位淋巴液阻塞或滲漏的確切位置，這種檢查方式也可使用於乳癌切除手術前的腋下前哨淋巴結切片檢查。一般是10分鐘及2小時各照一次。

● 新式磁振造影淋巴攝影

新式的磁振造影淋巴攝影（MR Lymphangiography, MRL），更加提高掃描影像的清晰度與資訊量，讓醫師能為患者做出術前診斷，制定更有效率的個人治療方案，手術的安全性與成功率也能更為提高。但此檢查需要費時2～4小時，排程2～3個月，目前在全世界並不普遍。

● 可能影響檢測結果的因素

◎ **懷孕或特殊體質：**已懷孕或有可能懷孕、對顯影劑過敏等特殊情況，需先告知醫師與檢驗師，評估是否需要調整檢查方式，或給予適當保護措施。

◎ **移除金屬物品：**患者在檢測前要移除身上的金屬物品，若體內有裝設人工支架或重建性的金屬植入物，需先告知醫師和檢驗師，避免影響檢測或判讀。

◎ **檢測時間的差異：**依檢查時患者配合進行的上肢運動可能不同，以及每個人淋巴系統的流速差異，檢查需要4小時，打顯影劑後5分鐘，每2小時各照1次。

- **顯影劑的差別：**淋巴攝影使用的顯影劑會依影像儀器而不同，但臨床研究傳統顯影劑（Lipiodol）和同位素鎝製劑目前過敏比例都極低，在淋巴攝影檢查後3日內，多喝水以利微量輻射藥物排出即可。

循血綠淋巴管攝影術

循血綠淋巴管攝影是一種特別的螢光光譜檢查系統，能用來評估患部肢體淺層的淋巴回流狀態。檢查方式是在皮下注射醫用綠色螢光劑，正常的淋巴系統在注射循血綠後，檢測劑會被淋巴管迅速吸收、運輸並發出螢光，再以專業遠紅外線（大於780nm波長）儀器檢查淋巴液的流動狀態，若遇到淋巴管阻塞的部位，淋巴液會從淋巴管滲出，在皮下組織堆積，這個過程也會被專業攝影機清楚追蹤，提供醫師準確的病灶位置資訊。

- **診斷、手術、追蹤全階段適用**

從淋巴水腫的檢查、診斷、手術過程的監測，以及術後淋巴循環的治療成效追蹤，循血綠都是一項好用的檢查工具。如果用在乳癌切除的手術階段，可協助醫師精細判別淋巴管的狀況，減少正常淋巴管與淋巴結被切除的情況；應用在淋巴水腫手術中，可用來檢查淋巴管與靜脈是否妥善吻合。以下幾種醫療階段皆可能使用循血綠來協助監測：

- **乳癌術前檢查**：影像可呈現胸部乳腺和上肢2組不同的淋巴引流通路情況，使切除手術更精準，減少手部淋巴水腫後遺症發生的可能性。
- **淋巴水腫初篩**：乳癌術後的追蹤期間，可檢查是否有淋巴水腫的徵兆。
- **淋巴水腫手術中**：在手術過程中監測移植的皮瓣血流狀態，或檢查淋巴管與靜脈吻合術的通透性。

迷思解誤

手術後，手臂的水腫會立刻消退嗎？

淋巴水腫的問題是漸漸形成的，要消腫至原本肢體的尺寸，也需要一些時間耐心等待。比較明顯的是，大部分患者在術後第2天就能感覺到手臂輕鬆很多，變輕、變軟。但是如果一出院就立即開始投入工作，或從事較多的勞動，手臂的臂圍就不會像住院時消得那麼快了，有時還會稍微腫脹一點，這是暫時性的反應。所以，手術後要配合居家自我護理與復健運動（參考第288頁的「淋巴水腫顯微手術後的復健要點」），通常6個月後會看出患側臂圍明顯縮小，也幾乎可以恢復正常生活。

迷思解誤

淋巴水腫患側手臂可不可以做這些事？

☑量血壓　☑抽血　☑運動　☑提重物（短時間可以，不超過30分鐘）

淋巴系統和靜脈系統不同，所以淋巴水腫的患側手臂依然可以量血壓、抽血。運動則有助於改善上肢淋巴水腫。至於長時間提重物，會增加淋巴液產生，還是要留意。〔註：以上建議，我已和哈佛大學教授桑納．史拉文（Summer Slavin）交流確認過。〕

【鄭氏分級Ⅱ～Ⅳ】

顯微手術治療法

術式1

超級顯微淋巴管靜脈吻合術

乳癌切除手術後一段時間，有時會經過一年或好幾年之後，手臂才開始出現輕微浮腫，讓人以為是另一種疾病，初期如果經過物理復健不見改善時，可透過循血綠淋巴管攝影檢查，評估淋巴管通道的阻塞情況，鄭氏淋巴水腫分級Ⅰ～Ⅱ的輕症患者，可採取超級顯微淋巴管靜脈吻合術來治療，主要做法是以大約3公分的手術小切口，將具有功能性的淋巴管（0.5～0.8公釐）與皮下小靜脈（0.8～1.0公釐）連接，使淋巴液重新引流至靜脈系統，回到心臟再輸出循環，通常就能改善上肢水腫的情況。

什麼是「超級顯微」技術，有多精密？

淋巴管靜脈吻合術是一種很精細的手術，在顯微手術類型中屬於最高放大倍數（42倍）的「超級」顯微等級，醫師的臨床經驗與操刀技術非常重要。在日本東京大學，實習階段必須連續在動物實驗室練習4個月後，才可以到手術室當助手醫師。在手術中會注射循血綠顯影劑呈現患者淋巴管的分布位置，從中找出可用的正常淋巴管，利用超級顯微鏡放大42倍，搭配醫師純熟的技術使用尼龍縫線（50～75微米），將淋巴管與靜脈管精準接合上，使身體的淋巴液產出量與引流量，重新恢復正常人體的平衡循環狀態，手術時間約2～3小時可完成。但如果患側手臂的淋巴管都已經被破壞，就必須靠淋巴結皮瓣移植手術才能改善。（超級顯微手術需光學放大42倍，不是電子放大42倍，目前只有日本的Mitaka有光學放大42倍。）

為何「1個邊對端」比「10個端對端」更有效？

日本前東京大學教授小島（Koshima）醫師所做的淋巴管靜脈吻合術，是把淋巴管與靜脈端對端（end-to-end）接5～10個接頭，當時認為接頭越多越好。然而我觀察在手術後，病人還是要穿壓力袖套或綁彈性繃帶，手臂水腫的改善幅度不大，仔細研究後發現：這種手術將一條淋巴管切成多段，每一段都接上靜脈的做法，接點越多，滲漏的風險越高，尤其上臂因淋巴管跑到深層，循血綠照不到，就無法再吻合，淋巴液也可能較容易滲漏，而且因為淋巴管被切成多段，失去了連續收縮力，第二段的淋巴管就失去收集淋巴液的功能，淋巴液無法有力量地完全回流至淋巴管，因此患者手臂水腫的問題無法明顯改善。

所以我改變做法，創新的「邊對端」吻合法只接1個接頭，即一處邊對端（Side-to-end）的接合法，在淋巴管側面切開一個小洞，用切斷的靜脈縫到淋巴管的側邊，讓所有堆積的淋巴液只流向這個吻合的靜脈，讓它保持暢通，淋巴管不再有滲漏問題且順利回流，手臂消腫效果更顯著，病人手術後立即不用再穿壓力袖套，也不用綁彈性繃帶了。此創舉讓美國、韓國等國際外科醫師也都跟進使用，目前已成為淋巴水腫醫學界的新式手術。每當我為病患執行完淋巴管靜脈吻合手術後，都會請患者的家屬至手術室內說明手術過程，並透過手術螢幕直接讓家屬看到患者的淋巴管與靜脈吻合通暢的成果，經過長年追蹤，患者術後都能恢復良好。

手術住院與追蹤注意事項

- **手術時間**：手術時間約2小時，術中不會大滲血，疼痛很少。
- **住院天數**：手術後建議住院1~3天稍做休息，監測淋巴管與靜脈管接合的情況。如果是感覺比較敏銳的病人，手術麻醉後醒來，就可能感覺到原本水腫的手臂變得比較柔軟。手術第2天，會發現先前緊繃的皮膚逐漸恢復彈性和紋路了。要注意手臂不宜活動或彎曲過大，如果太早活動，吻合處可能會裂開，這樣手術效果就不好。
- **術後追蹤**：術後2週拆線，第1個月每週回診，第2個月每2週回診，術後第3個月後每半年回診1次。術後平均追蹤2年，淋巴水腫臂圍改善程度通常可達到50～100%以上，雙臂恢復柔軟、輕鬆，粗細更接近自然對稱。

淋巴管靜脈吻合術適用患者

- 鄭氏淋巴水腫分級為I～II的早期淋巴水腫患者
- 接受過非手術治療如物理復健超過6個月，未有明顯改善者
- 因乳癌或疾病切除淋巴結的患者
- 淋巴攝影檢查呈現部分阻塞
- 循血綠淋巴管攝影檢查呈現患肢尚有暢通的淋巴管

術式2 顯微下頜淋巴結皮瓣移植手術

讓淋巴液順利回流到靜脈血液系統的另一項手術是「顯微下頜淋巴結皮瓣移植術」（註1），對於中重度的患者來說，這種治療方式所帶動的淋巴循環功能，恢復效果會比淋巴管靜脈吻合術更為顯著。我在2009年推出創新的遠端顯微淋巴結皮瓣移植技術，將「頸部下頜淋巴結皮瓣」移植到水腫手臂的「手腕」部位，而非故障地點——腋下，臨床實證效果大幅超越傳統其他手術。依鄭

氏淋巴水腫分級為II～IV的中重度患者，經循血綠淋巴管攝影檢查，確認患側手臂多數的淋巴管功能喪失者，建議進行這項新式的治療手術。

「遠端移植」證實比「近端移植」效果更好

這項創新手術最重要的關鍵，是醫學邏輯的改變，在臨床研究的過程中，我發現傳統「近端移植」的手術做法，從患者術後手臂的外觀與功能恢復狀況，以及還是得繼續依賴壓力袖套的情況來看，效果是很有限的。經過多次臨床研究，遠端移植技術最重要的是醫理的創新，手術做法則可以依患者個案身體條件做彈性調整與變通，當首選的「下頜—手腕」這組條件不能配合時，還是有其他的手術機會可以做其他方式的考慮，例如採取腹股溝（鼠蹊部）的淋巴結移植至手肘部位，也是另一種可以評估的選項。

「抽水馬達」搬遷VS新開張：納莉颱風和大體解剖帶來的靈感

我之所以會發現「下頜淋巴結」適合乳癌術後上肢淋巴水腫的治療，又認定「手腕」是淋巴結移植的最佳新建地址，是來自2個重要的啟發。我在美國杜克大學當客座教授指導學生進行大體解剖時，發現人體頸部的下頜部有3～6個淋巴結，數量夠多且血管的管徑大，特別是靜脈很適合用來接合移植。而發現手腕是上肢最佳的抽水馬達安置處，則是回想起以前納莉颱風時，家裡地下室1、2樓曾經淹大水，抽水馬達放在1樓無法把地下室的積水抽乾，淋巴液堆積造成手臂水腫正像是地下室淹水一樣，如果把淋巴結移植到腋下，就好像把馬達放在高樓層，要往低處抽水，馬達可能不夠力，抽水效果就不好。如果能把馬達放在低處抽水，像是放在地下室2樓，那就比較省力，也就像把淋巴結移植在手腕部位，手臂的積水很快就會被抽乾排往靜脈，而且當低處的水抽完了，高處的水因地心重力的關係會自動流下來，淋巴系統就形成一個流暢的循環狀態，手臂就不會再積水了。尤其淋巴結接上動脈後就像有了電源一樣，抽水變得更加有力量。這項突破性的醫學觀念應用在下頜淋巴結皮瓣移植術，目前也成為國際重要的淋巴水腫治療方式和機制。

誰說手術治療只能醜醜的：「通透＋修復」一年後變美計畫

經過下頜顯微淋巴結皮瓣移植手術後，病患不用再穿壓力袖套，原本硬化的手臂在術後都會明顯消腫、變輕，與對側手臂逐漸恢復相稱的比例，蜂窩性組織炎、敗血症的威脅解除，穿衣、社交也都能重獲自信。療效雖好，但移植過來的淋巴結皮瓣在手腕處可見隆起，外部的疤痕可能會逐漸變得比較肥厚，皮下脂肪層的疤痕組織變厚，也可能使靜脈流出的管徑變得比較狹窄，影響到術後淋巴回流的效果。因此，會建議患者在皮瓣移植手術1年後，再進行1次修復手術，同時做外觀美化與維持血管最佳的通透率。手術會修整去除靜脈周圍的疤痕組織、多餘的皮瓣、皮膚及淺層脂肪，視程度需要也能配合在上臂抽脂，減少淋巴液產生（過多的體脂肪會促進每日淋巴液增生），恢復靜脈的最佳流通度。這是一項兼具加強療效與外觀美容的第2階段手術，對於治療效果的延長具有絕對的重要性。

手術住院與追蹤注意事項

- **手術時間**：手術時間約4～5小時，術中不會滲血。
- **住院天數**：手術後建議住院7天，術後需監測皮瓣及血管情形，臥床休息約3～5天即可下床活動。
- **術後追蹤**：術後第1個月每週回診，第2個月每2週回診，術後第3個月起每個月回診1次。術後平均追蹤2年，淋巴水腫臂圍改善程度可達50%，蜂窩性組織炎問題顯著減少，生活品質會顯著改善。

顯微淋巴結皮瓣移植適用患者

- 鄭氏淋巴水腫分級Ⅱ、Ⅲ、Ⅳ的中重度患者

- 淋巴水腫積極接受復健超過6個月，未有明顯改善者
- 發生多次蜂窩性組織炎
- 淋巴攝影檢查中呈現完全淋巴管阻塞
- 循血綠淋巴管攝影檢查中沒有通暢的淋巴管可以與靜脈吻合

淋巴水腫手術治療的改善效果

手術後時間	上肢消腫恢復效果
立即性效果：術後第2天～1個月內	明顯感覺到患肢變輕、變軟，皮膚、紋路、彈性恢復，活動靈活度提高。
長時性效果：6個月後	術後90%的患者平均肢體臂圍可減少50%，患側臂圍明顯縮小，蜂窩性組織炎發作的頻率與程度大幅降低，可以開始正常活動與適度運動。

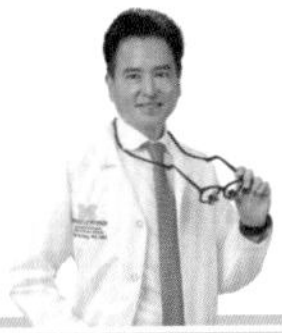

全球首創新技術，成功率98%：
「邊對端」吻合術、「遠端移植」淋巴結技術

乳癌術後淋巴水腫後遺症長年來一直是被忽略的領域，在醫學院的教科書都沒有提到，所以很多醫師也不完全了解，讓患者相當無助。大約有20～40%的乳癌患者在做完療程一段時間之後，可能會出現上肢淋巴水腫這項後遺症，尤其有做腋下淋巴清除和放射治療的患者，常因淋巴水腫後遺症導致手臂水腫疼痛，有些甚至功能受損，情緒與生活品質變得十分低落。淋巴水腫傳統治療法提供患者穿壓力袖套、吃消炎藥、切除腫脹組織等治療方式，效果很有限。我建立了更符合臨床實用性的「鄭氏淋巴水腫分級表」及「台灣淋巴攝影分期」，並對國際上2大治療手術提出創新改革，術後患者不必再穿壓力袖套或綁彈性繃帶，創新手術發明包括「超級顯微邊對端淋巴管靜脈吻合術」與「顯微下頷淋巴結皮瓣移植術」，適用於輕、中、重度各級患者，目前在國際醫界已經成為最新的淋巴水腫治療方式。

從診斷到開刀完整醫治：鄭氏淋巴水腫創新治療法

• 診斷發明 •

鄭氏淋巴水腫分級、台灣淋巴攝影分期

台灣淋巴攝影分期

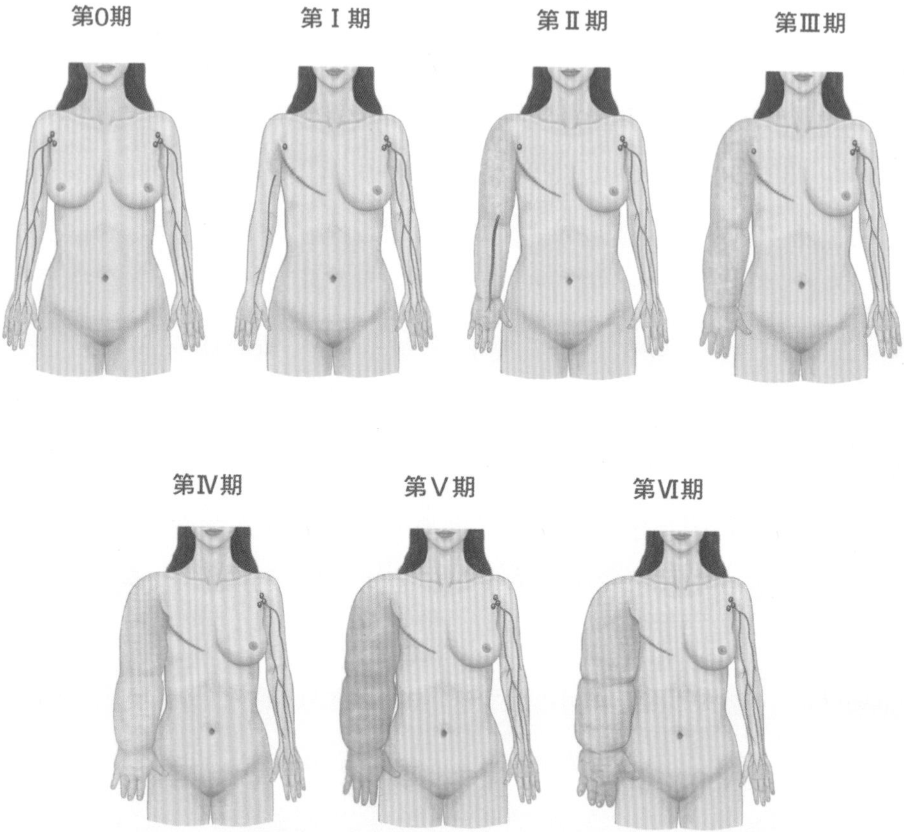

不同程度的淋巴水腫，在淋巴攝影下，
顯影劑（以綠色表示）回流及滲透的狀況不同。

• 手術發明 •

＊超級顯微淋巴管靜脈吻合術（邊對端接合）

＊顯微下頜淋巴結皮瓣移植術（遠端移植至手腕）

• 治療效果 •

＊**成功率全球第一：**手術治療成功率高達98%，手術後完全不用穿壓力袖套

＊**根治性改善度高：**90%以上病人明顯改善，手臂腫脹的臂圍改善率平均達50%

＊**感染率大幅降低：**蜂窩性組織炎發生率，從平均每年3.5次下降到至0.7次

創新發明 1 ▷ 淋巴管靜脈吻合術：「邊對端」改善「端對端」接合缺點

• 手術特色 •

＊**1處吻合就夠：**以靜脈管切口接縫至淋巴管（0.5～0.8mm）側邊

＊**靜脈管不能太粗：**淋巴管接合的靜脈管（0.8～1.0mm）不可太粗，以免反將血液逆流至淋巴管

過去淋巴管靜脈吻合手術的做法是淋巴管與靜脈「端對端」的接合方式，接頭越多越好，多達5～10處接合處。但切斷的淋巴管越多，淋巴另一端滲漏會更嚴重，且容易失去收縮功能，所以長期的端

對端淋巴靜脈吻合術的效果不可靠、也不好，而且術後需穿壓力衣。我改變做法為「邊對端」接合，淋巴管與靜脈只做1處邊對端的接合，在淋巴管側面切開一個小洞，用切斷的靜脈縫到淋巴管的側邊，這樣兩端的淋巴液都可以流至單一靜脈，並且沒有影響淋巴管的收縮功能，所以排水循環效果非常好，術後也不需要穿壓力衣。

「端對端」的淋巴管靜脈吻合術

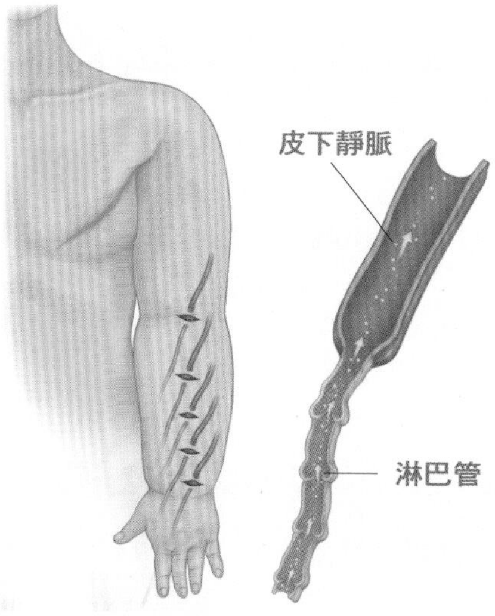

接合處多達5～10處，切斷越多淋巴管，淋巴管會失去收縮力，術後效果不好。

「邊對端」的淋巴管靜脈吻合術

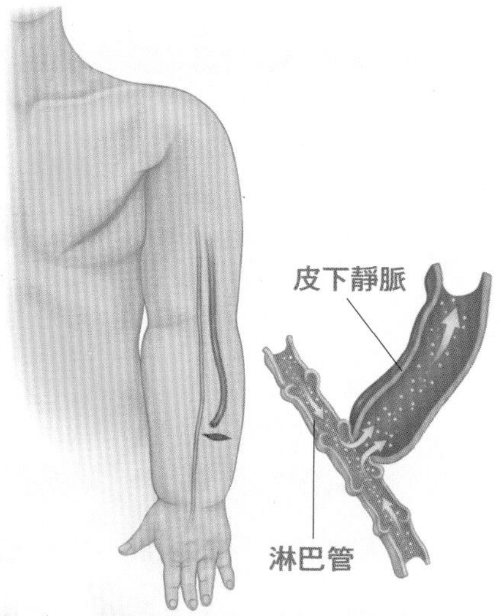

接合處只有一處，不會影響淋巴管的收縮力，淋巴液集中流到單一出口，比較不會阻塞，術後效果非常好。

符合的靜脈和太大的靜脈

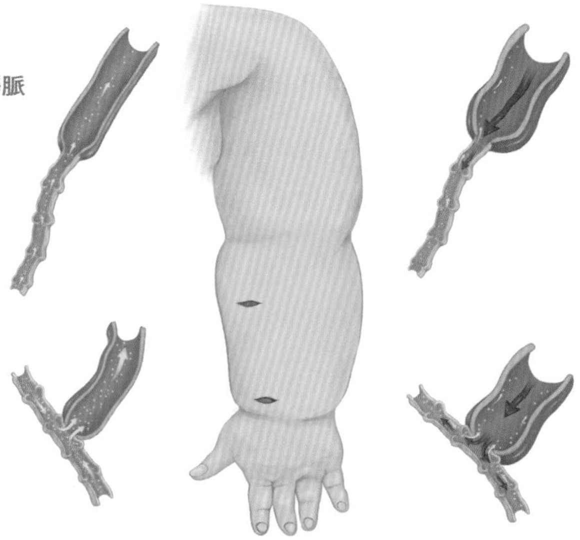

「端對端」（上方）和「邊對端」（下方）的淋巴管靜脈吻合術，在皮下靜脈尺寸符合的情況下，淋巴液就會順利流入靜脈（左方）。若靜脈太大，淋巴液就會逆流到淋巴管（右方）。

創新發明 2 ▷ 淋巴結皮瓣移植手術：「遠端接受區移植」取代「近端接受區移植」，淋巴結循環更有力

• 手術特色 •

＊**皮瓣來源：**取頸部「下頷淋巴結皮瓣」替代已清除的腋下淋巴結功能

＊**移植定位：**移植至患側的「手腕」，而非腋下缺損處

我在2012年發明顯微下頜淋巴結皮瓣移植技術，並應用於乳癌術後淋巴水腫後遺症的治療，主要是將患者頸部的下頜淋巴結皮瓣，包括3～6個淋巴結與供應營養的動靜脈血管，並以顯微手術移植至患側的手腕背部，將皮瓣與該部位的動靜脈吻合，恢復效果比在腋下重建更良好。遠端移植的做法，就像把抽水幫浦設立在患側手臂最低點，因地心引力的影響，近心端的淋巴液會自然向下、向遠心端的手腕流下去，更能有效加強淋巴回流，避免積水問題。我常為乳癌術後淋巴水腫患者做的遠端移植，是取下頜淋巴結皮瓣，移植至患者水腫手臂的手腕（也有少數患者是移植到手肘的部位），手術效果非常好！

淋巴結皮瓣移植手術的原理

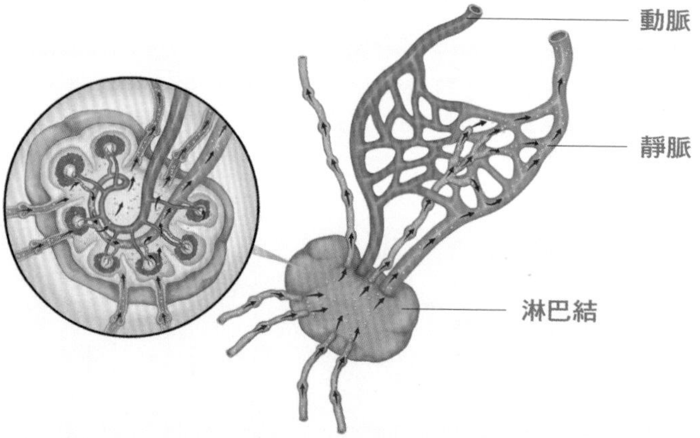

淋巴結就像抽水馬達，動脈把血液打入淋巴結就像充電，馬達運轉後，將水抽到靜脈。將擷取的淋巴結自由皮瓣移植到預定位置，與該處動脈和靜脈精密接合，淋巴液順利分流到靜脈中，全身淋巴循環系統恢復暢行，手臂得以減壓，不再積水腫脹。

CURE CASE 「腹股溝—手肘」的移植效果

【病患檔案：68歲女性】
右側腋下淋巴結廓清術，造成右上肢淋巴水腫（A）

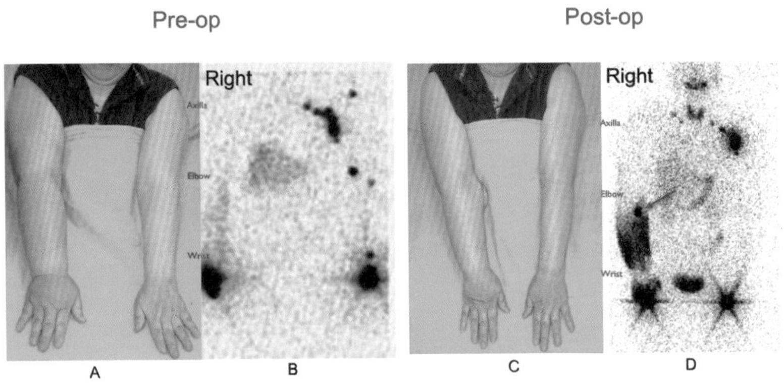

術前

（B）淋巴攝影顯示前臂顯影劑的堆積和右腋下淋巴結的缺少狀況，淋巴攝影顯示右側全阻塞，是「台灣淋巴攝影」第Ⅳ期。

淋巴結取材可替選

當患者頸部下頜淋巴結的數量、品質情況不適合移植使用時（例如曾經動過清除手術或有組織沾黏等情況），可能考慮腹股溝等其他部位的淋巴結做替選方案。

手腕不行還有手肘

手腕部位是理想的移植新址，但患者若此部位有受過傷、退化性疾病或經常發炎等問題，可以考慮將皮瓣移植至手肘部位。

術後

（C）患者進行腹股溝淋巴結皮瓣移植至右手肘處的顯微手術，在術後56個月的追蹤，患者對右上肢柔軟度感到滿意，肘部周長減少58%，肘部減少40%。（D）術後淋巴攝影顯示，肘關節移植的顯微淋巴結皮瓣對顯影劑的吸收增加，右上臂顯影劑的堆積減少。

	邊對端淋巴管靜脈吻合術	遠端顯微淋巴結皮瓣移植
	Ⅰ～Ⅱ級	◇ Ⅱ～Ⅳ級 ◇ 部分阻塞且無暢通的淋巴管，或完全阻塞
	前臂有暢通的淋巴管	前臂沒有暢通的淋巴管，皮下淋巴液蓄積
	術後不需穿	術後不需穿
	◇ 手術時間2～4小時，住院1～3天 ◇ 術後7天可慢慢恢復日常生活	◇ 手術時間4～5小時 ◇ 上肢手術患者住院7天
	追蹤8年 ◇ 肢體周長減少35% ◇ 蜂窩性組織炎發作從4.4次／年，減少到1.4次／年	長期追蹤10年 ◇ 平均肢體周長減少達到42% ◇ 蜂窩性組織炎的發作從7.4次／年，減少到2.6次／年
	經過8年的追蹤，功能、外觀、症狀、情緒和生活品質方面有顯著改善	經過36個月的追蹤，功能、外觀、症狀、情緒和生活品質都有改善
	◇ 終生不再需要穿壓力袖套／襪 ◇ 肢體輕盈柔軟 ◇ 蜂窩性組織炎的發作次數減少 ◇ 患肢的周長和體積適度減少	◇ 終生不再需要穿壓力袖套／襪 ◇ 肢體輕盈柔軟 ◇ 蜂窩性組織炎的發作次數減少 ◇ 患肢的周長和體積明顯減少
	◇ 臨床上有條件限制 ◇ 僅能使用在循血綠淋巴管攝影檢查有暢通淋巴管的病患	◇ 遠端受體部位（手腕）會有皮瓣移植疤痕 ◇ 需要多1次修復手術，去除皮瓣的皮膚及其淺層脂肪以改善外觀

淋巴水腫治療方法比較

		壓力袖套／襪	抽脂
適合對象	鄭氏淋巴水腫分級與淋巴攝影	Ⅰ～Ⅱ級	◇ Ⅱ～Ⅳ級 ◇ 非壓陷性水腫
	循血綠淋巴管攝影	不需要	不需要
手術及術後照護	壓力衣	每天都需要穿壓力衣，需2套，每半年需更換1次	終生每天都需要穿壓力衣 壓力係數：2級
	手術及住院時間／術後須知	◇ 複雜的減充血療法：通常持續4～6週，並綁上2層壓力繃帶，每次1小時，每週2～3次 ◇ 6週後白天活動需穿壓力袖套 ◇ 每天需約20分鐘徒手淋巴引流	◇ 手術時間2～4小時 ◇ 若大量抽脂可能需要輸血 ◇ 術後抽脂，肢體會瘀青1～2週左右 ◇ 每天需做徒手淋巴引流
結果	臨床客觀結果	長期追蹤26個月 報告1： ◇ 肢體周長增加2% ◇ 蜂窩性組織炎發作從2.1次／年，增加到2.9次／年 追蹤8.5個月 報告2： ◇ 肢體周長減少10% ◇ 蜂窩性組織炎發作從2.3次／年，減少到1.2次／年	◇ 術後肢體周長減少100% ◇ 需終生穿壓力袖套
	生活品質結果	有接受複雜的減充血療法的病人，比未接受複雜的減充血療法的病人，擁有較高的生活品質	在生理及心理的生活品質較保守療法高
優點		◇ 不需要手術 ◇ 剛開始花費較低（第一年），但長期（5年以上）的花費較高	◇ 花費較低（第一年），但長期的花費較高 ◇ 立即感受到淋巴水腫肢體腫脹減少
缺點		◇ 長期花費較高 ◇ 接觸性皮膚炎的副作用 ◇ 蜂窩性組織炎的風險 ◇ 活動會受到限制 ◇ 外觀和身體不適 ◇ 花費時間及人力照顧	◇ 長期花費較高 ◇ 接觸性皮膚炎的副作用 ◇ 活動會受到限制 ◇ 外觀和身體不適

淋巴水腫顯微手術後的復健要點

經過前述2種淋巴水腫的手術治療，最大的優點在於：手術之後不用再穿戴壓力袖套或綁彈性繃帶了。但是建議患者要進行3～6個月的復健，讓手術恢復更順利，並且達到預期的療效目標，以下4項保養復健的方式需確實執行：

1 反向徒手淋巴引流（Retrograde manual lymphatic drainage）

- **開始時間：**術後約1個月開始，每天3次，每次15分鐘。
- **執行方法：**以中等強度按摩，由專業復健治療師指導操作，從上臂引流到手腕方向（與第260頁針對輕度水腫的淋巴引流按摩方向正好相反），速度與力道要緩而深，要按壓到皮下脂肪和肌肉，才有助於促進淋巴結皮瓣功能及引流量。

2 皮瓣按摩：傳統血壓計＋握拳練習

● 開始時間和執行方法：約術後1個月開始，用傳統手動血壓計，以100～120mmHg加壓，每次加壓3分鐘後慢慢放氣，每2小時做1次，中間休息3分鐘，每天至少6次。另外，可執行手部握拳訓練，每小時做5分鐘，握拳20下。

● 注意事項：移植後淋巴結皮瓣周圍的疤痕，可用中等強度的按壓方式來按摩，可增加淋巴結皮瓣的靜脈引流效果，也有助於軟化疤痕組織。使用血壓計按摩時，感覺輕微刺麻是正常現象，若皮膚顏色持續變紫黑，或刺麻感變嚴重，無法忍受，可隨時放氣暫停。做握拳練習時也要做手腕彎曲運動，避免關節僵硬。

3 體重控制：清淡均衡飲食＋運動鍛鍊

● 開始時間：每天測量體重，如果BMI指數超過25，就要減輕體重，術後3週後可開始輕量運動。

● 執行方法：移植的淋巴結皮瓣是人體的自然組織，術後身材若變胖，淋巴液也會增加，因此，飲食健康化（參見第316頁「保護乳腺抗復發，吃出防癌好體質」）與適度運動非常重要。3週後可漸進式開始進行散步、健走、瑜伽等輕中度運動。

4 預防感染：避免蜂窩性組織炎

透過飲食和運動健康管理，可增進身體免疫力與淋巴循環代謝，另一方面也要減少自己受傷的機會，維持良好的衛生習慣，避免蚊蟲叮咬及外傷，以減少感染的情況發生。感染不僅會影響患部水腫復發，也可能產生蜂窩性組織炎甚至敗血症，通常感染的症狀表現如下：

- 患肢皮膚變紅
- 腫脹、緊繃感
- 發熱或壓了會痛
- 有分泌物流出
- 體溫發燒超過38.5℃（可能有菌血症甚至敗血症的現象）

若有以上情況出現，可能是蜂窩性組織炎或較嚴重的感染，要盡速回醫院檢查和積極使用抗生素治療。

擔心日後淋巴水腫，建議先做「預防性引流手術」嗎？

現代預防醫學非常進步，想要預測會不會發生淋巴水腫絕非難事，如果在腫瘤切除前已經知道會切除大範圍的腋下淋巴結，而且手術後還需要做放射治療，會更加破壞淋巴組織的功能，這種情況就可以考慮在手術切除腋下淋巴結的同時，先將淋巴引流做改道重建，但手術適合性與詳細做法，需要更多臨床研究，因為只有20～40%的患者在乳癌術後會產生淋巴水腫。

若預先做了淋巴引流繞道之後，後來再次進行放射治療，造成淋巴管、血管組織緊縮，前一次淋巴引流手術的效果就會被破壞，待放射治療完成後需再次進行淋巴引流重建。

【讀者最想問】

上肢淋巴水腫治療的Q&A

Q1：做過前哨淋巴結切片術手臂有時會浮腫，戴壓力袖套可以預防變嚴重嗎？

A：壓力袖套或彈性繃帶對輕微的淋巴水腫，有舒緩和控制的效果，但無法預防淋巴水腫。有一位乳癌1期的病人做過前哨淋巴結切片術，當時擷取6顆腋下淋巴結去做化驗，檢查結果無轉移，不用做腋下淋巴結廓清術，但因為腋下畢竟還是減少了數顆淋巴結，加上體質關係，後來有時會出現手臂浮腫的現象。因為情況輕微，她藉由穿戴壓力袖套並做淋巴水腫居家護理，即可舒緩不適，控制病況。但如果觀察一段時間，水腫程度有加重，就要回醫院做淋巴攝影或循血綠等相關檢查，評估是否需要進一步的治療。

Q2：壓力袖套購買運動型的可以通用嗎？

A：「彈性繃帶或壓力袖套感覺有緊緊的就可以嗎？」、「一定要去醫療器材行買嗎？運動型的可不可以？」、「產品價錢差好多，但看起來樣子好像都差不多……」壓力袖套還有分日用型、夜用型、五指式、半掌式等，讓很多患者不知道該如何挑選。醫療需求的壓力袖套和運動專用的選擇標準當然不同（可參考第262頁「壓力袖套如何挑選？」）。輕微淋巴水腫不需要做手術的患者，可諮詢淋巴水腫復健治療師或整形重建外科醫師，請他們依據個人淋巴水腫情況、身體條件或考慮工作的時間性，提供選購與穿戴時間的建議。要選擇醫療級和尺寸符合的袖套，才能提供患部適當的漸進式壓力，促進淋巴液回流，達到消腫的效果；也因為壓力袖套需要長時間穿戴，所以要特別注意材質與皮膚接觸面要細緻，避免摩擦和刮傷皮膚。

Q3：為什麼淋巴水腫的患者，要特別注意皮膚和指甲護理？

A：淋巴是攸關人體免疫力的重要循環系統，出現淋巴水腫問題也連帶會影響免疫功能，罹患上肢淋巴水腫的人，皮膚若有破損缺口，又有糖尿病或血液疾病等其他疾病，就很容易引起細菌感染，如蜂窩性組織炎，嚴重者甚至可能導致敗血症。平日可塗抹乳液保持皮膚濕潤，避免因為乾癢、蚊蟲叮咬而搔抓，造成破皮。指甲修剪後要磨滑，且避免藏汙納垢。若有甲溝炎，應及早切除部分指甲床，減少感染。保持皮膚「零破口」，是淋巴水腫患者非常重要的功課。

Q4：淋巴水腫造成手臂緊繃不靈活，到底該不該運動呢？

A：無論是否進行手術，只要不是極為嚴重或正值發炎期，適度運動都是很好的消腫方式。建議從輕緩、短時間的運動做起（如30分鐘的健走、慢跑與伸展操等），評估自己的體能狀況，酌量加入肌肉鍛鍊，避免手腕、手臂承受局部衝擊較大的運動種類，如網球、棒球、羽球、舉重等。適當的運動不僅能增進關節靈活度與肢體柔軟度，運動時肌肉收縮能加強幫浦作用，可促進肌肉層淋巴液回流，有助消腫，也能增強免疫力，長期鍛鍊可以打造全身性的抗腫、防癌好體質。

Q5：淋巴水腫能根治嗎？物理治療和外科手術哪一種效果比較好？

A：淋巴水腫物理治療如徒手引流按摩、抬高肢體、穿戴壓力衣等，也稱為保守治療法，多用於緩解症狀，減輕不適感，效果有限，不具長久性，僅適用於輕度淋巴水腫（Ⅰ～Ⅱ級）的病人。鄭氏分級Ⅰ～Ⅳ的淋巴水腫患者，經醫師評估，可採行超級顯微淋巴管靜脈吻合術或顯微淋巴結皮瓣移植術，通常都能明顯改善上肢水腫的情況，手術後不用再穿壓力袖套。

【病友見證分享】

乳癌治療臨床案例④

註：以下個案為作者長年任職林口長庚醫院之病患經驗分享，作者現任安德森整形外科診所院長。

CURE CASE

延遲性自體組織乳房重建＋顯微下頷淋巴結皮瓣移植手術

罹患乳癌我認了，但我絕不放棄（續）

患者／Alice（中國天津）

很不幸我因廓清腋下淋巴，患了上肢水腫，乳癌後再一次重創。聽說淋巴水腫一旦發生即不可逆，我感到無比絕望。尋遍所有能夠治療的醫院，一無所獲，沮喪……幸運的是尋醫問藥期間，認識了許多同病相憐的朋友，機緣巧合被一個姐姐拉入了鄭明輝教授獨創的吻合醫療諮詢微信群，使我絕望的心又重新燃起了一絲希

◇ 罹癌年齡：38歲

◇ 癌種期別：三陰性乳腺癌3期

◇ 切除手術：左乳全切

◇ 乳房重建：延遲性乳房重建（深下腹動脈穿通枝皮瓣）

◇ 其他治療：化學治療6次、放射治療25次

◇ 淋巴水腫：顯微下頷淋巴結皮瓣移植手術

成功抗癌至今5年（患者在2020年特別由中國天津到台灣接受淋巴水腫治療）

（本文患者罹患三陰性乳癌進行過手術切除，歷經6次化學治療和25次放射治療。乳癌治療經歷請參考第155頁第2章「病友見證分享」）

望。很快添加了鄭教授助理佳佑的微信，了解淋巴結皮瓣移植手術方式及預後的可能效果，接下來對接台灣長庚醫院國際部安排赴台行程，在大家的不懈努力下，歷時近2個月，我終於登上了飛往台灣的飛機。然而此時新冠疫情肆虐，我不得不在酒店焦灼地度過7天自主防疫期。經過漫長的等待，我如約見到了鄭明輝教授，鄭教授非常和藹可親，專業且細緻地跟我講解手術相關事宜，說我的左前臂循血綠（ICG）檢查沒有暢通的淋巴管可做淋巴靜脈吻合術，並且很快幫我安排了顯微下頜淋巴結移植手術。手術前夜輾轉難眠，既擔心又期待，擔心手術不成功或是預後達不到預期，但耳邊迴響起鄭教授溫柔且有力量的承諾，手術成功率98%，心中篤定，堅信手術一定會成功的。然而任何手術都是有風險的，術後果然出現了狀況，連接的兩條靜脈分別在術後第2天和第3天堵塞了，這種情況其實在醫療預判範圍內，但心中仍然不免一陣波瀾，好在鄭教授團隊的專業性給我吃了一顆定心丸，制定了更周詳的治療方案。安然地再次進入了手術室，一覺醒來我已經回到了加護病房，懸著的心終於放下來了，經歷了13天煎熬的日子，手術最終成功了。

鄭明輝教授和團隊裡的所有人有著雪一般溫柔的內心，比雲朵更聖潔，比火焰更熾熱，在寒風中飛翔，在黑夜裡燃燒，敬業是你們的素養，專業是你們的靈魂，奉獻是你們的品質，所有醫師貢獻的是一絲溫情，一份關愛，一滴汗水，一份真情；貢獻的是最最名貴的芳華，換來的是千家萬戶的幸福和健康。

CURE CASE

延遲性義乳重建＋對側立即性義乳重建＋超級顯微淋巴管靜脈吻合術

勇闖三關，完整走過乳癌的全程治療

患者／崔咪

2019年當我結束因為乳癌3期需要的8次化療之後，我以為我好了，但其實不然。每次洗完澡看鏡子的時候，我就會被右側全切乳房，長達30公分的傷口提醒，你曾經生了很嚴重的病，你是病人……但其實外表還不是最嚴重影響到我的事情，畢竟還能靠義乳胸罩擋一下（那是專門給全切乳房的患者特別訂做的胸罩，患側會用柔軟的墊子做成實心的大小代替乳房），只是不能穿低胸的衣服，或是泳裝、細肩帶，冬天的衣服就比較好選擇，畢竟可以遮好遮滿。

當時影響最嚴重的是，癌細胞從淋巴擴散時被取了很多淋巴

◇ 癌種期別：荷爾蒙型乳癌3期（有淋巴擴散、淋巴水腫後遺症）

◇ 切除手術：右乳全切，一年後左乳預防性全切除

◇ 乳房重建：義乳延遲性重建＋對側立即性義乳重建

◇ 其他治療：化學治療8次（小紅莓4次、歐洲紫杉醇4次）、放射治療

◇ 淋巴水腫：同時做超級顯微淋巴管靜脈吻合術

成功抗癌至今4年

的右手，這樣的狀況會讓我從此以後的右手在小說裡面就算是「武功全廢」，不僅不能提重物，不能冷熱溫差大，要小心被蚊蟲叮咬，不能泡溫泉，不能做很多運動，不能抱小孩、寵物……因為這些都有可能會讓我右上肢淋巴水腫後，變成俗稱的「大象手」。

在每個不成眠的夜晚，我都夢到了右手因為某些原因腫起來而痛哭失聲的樣子。於是我每天睡前都幫右手墊了一個枕頭，讓它可以墊高，在飲食方面我也不敢吃重鹹的食物，右手不能打針，量血壓，盡可能地不使用它，就這樣持續了2年。讓我後來堅決要去重建胸部＋做淋巴手術這件事情，是因為長久來對於淋巴水腫的恐懼，讓我身心都出了狀況。有一次我和老公出國坐飛機，一般來說，在飛機上一定要用彈力繃帶束緊右手，以防壓力的關係讓手腫起來，但因為那次我忘記帶壓力繃帶了，一上飛機我就開始哀號，老公也趕快幫我想辦法，最後只能拿身上圍的圍巾，緊緊地綁住右手，然後在航程中，盡量保持著「老師我有問題」的姿勢高舉右手，當時不知情的空姐過來了好幾次，我也只能用尷尬的笑容回報。諸如此類的不便情況真的太多了，直到我遇到了林口長庚醫院的鄭明輝醫師。

一開始我會注意到鄭醫師，是因為在尋找可以做乳房重建的權威醫師（乳房重建和一般隆乳很不一樣，不能找一般醫美），結果搜尋到鄭醫師發表的文章後，有一句話讓我眼睛一亮：「上下肢淋巴水腫手術治療」，這無疑是幫我黑白的右手人生打開了一扇窗，於是我就立刻預約了鄭醫師。

第一次見到鄭醫師，醫師蠻幽默的，不會讓患者很緊張，我和他解釋了我的情況，要做上肢淋巴水腫手術治療也是需要評估的，於是我就預約了手術的事前評估，需要打顯影劑到身體裡面，去看看右手淋巴的問題，還有將來是否會有水腫的風險。當時我還幻想，有沒有可能我循環很好，醫師說我不需要這個手術呢！但報告一出來，鄭醫師就面色凝重地和我討論了，因為我體質的關係，原本就很容易水腫，現在是因為還年輕加上我很小心，但未來腫起來的機會很大！

當時我弟弟生了一個很可愛的小女孩，我真的好想每天抱抱她，和她玩、和她一起長大，為了讓我的雙手恢復自由，泡溫泉、抱小孩自由，坐飛機自由，玩樂自由，和鄭醫師完整地討論後，我就決定連乳房重建手術和上肢淋巴水腫手術治療一起做了。

這個手術真的非常先進，只需要在右手手腕上開3公分左右的小洞，用精密的顯微開刀技術連接淋巴管和小靜脈，這樣以後身體產生的淋巴，就可以靠新的通路排出，避免日後變成大象手的風險。我同時間也做了胸部重建手術，這個手術讓我恢復了外表的自信，身體兩邊的重量平衡後，對於脊椎還有身體的健康也是好的。

目前做完手術已經兩年，這兩年才讓我真正感覺：我痊癒了。因為不再受限於很多問題，身體是舒服的、自由的，也讓我更有自信和快樂去面對往後的人生。

感謝林口長庚醫院醫療團隊，感謝鄭明輝醫師。

第5章

乳癌治療後，重新找回生活品質

定期追蹤＋康復鍛鍊，打造抗癌好體質

重要醫訊

現代乳癌復發因素多，「終生定期追蹤」成趨勢

- 手術傷口照護與引流管消毒，預防感染需遵循醫療指引
- 高蛋白飲食調養攻略，「術後修復vs長期營養」補給法大不同
- 乳房重建前「義乳胸衣」選擇、穿戴有撇步
- 「乳癌治療、乳房重建、淋巴水腫」3大項目皆需回診追蹤
- 遠端復發常見「骨、肝、肺、腦」要一併追蹤監測

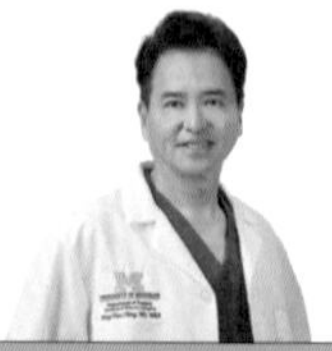

名醫診療室

智慧抗癌，開始健康新生活

當乳癌治療的各項療程都完成後，請給自己一個最大的掌聲，一切治療的過程和成果得之不易。接下來，最重要的是如何維持失而復得的健康，確實定期回診追蹤，開朗自信地回到生活與工作的常軌。

歷經切除腫瘤、重建乳房、解決淋巴水腫後遺症，每一次對抗癌細胞所進行的手術、藥物、放射線治療，對身體正常細胞都是傷敵一千自損八百的苦戰，所以在病情獲得控制後，一定要積極展開全身修復與營養補給，把各種虧損完善地補回來。所謂「治療靠醫師，保養靠自己」，現代乳癌的成因與誘因，比過去複雜許多，務必要改變不良的生活與飲食習慣，徹底遠離各種可能引起乳癌復發的因子。充足的睡眠、適度的運動、正確的營養、開朗的心情，這些聽起來很基本卻極為關鍵的抗癌4寶，絕不輸醫師開的藥方。

在乳癌治療的過程中動過手術的患者，如腫瘤切除手術、立即性或延遲性乳房重建、淋巴水腫治療手術，返家後有一些必須自我護理的重要事項，包括許多患者常會問到：手術傷口與引流管該如何消毒清潔？尚未做乳房重建的過渡期，應該如何挑選和穿戴義乳胸衣？手術的疤痕有沒有淡化和美化的方法？想預防復發，飲食應該做哪些調整？有哪些食物不能吃？回診追蹤多久做一次比較安全？需要做哪些檢查項目？有關乳癌居家自我照護的注意事項，皆可參照本章的專業指引，遇到疑問可隨時諮詢專業醫師或立即回診做複查，切勿輕信來路不明、未經實證的醫療資訊與治療方法。

手術傷口、引流管該怎麼消毒：術後123，循序恢復正常生活

「醫師，我什麼時候可以開始沖澡、洗頭……」病人在手術後開始可以下床活動時，最常問的問題之一就是：傷口何時可以碰水？乳癌的手術部位多在前胸和兩側手臂，日常活動和基本的盥洗都會變得暫時不太方便，在傷口未完全癒合、引流管未移除之前，原則上要注意「傷口勿碰水、患部勿重壓」，並且要依照醫生的指示按時消毒傷口、換紗布和服藥。醫生會在每次巡房（住院期）或回診時（返家後），評估患者的傷口復原情況，逐漸放寬恢復日常活動，一般在手術後1個月內，需特別注意以下幾項護理重點。

術後第1週：傷口勿碰水，記錄引流管收集量

手術後傷口尚未癒合之前，保持乾燥不要碰水，以避免傷口感染，依照出院醫療指引定時換藥或更換紗布即可。第1週洗澡先用擦澡的方式，潔牙動作使用健康側的那隻手臂來執行，需要洗頭時，如果自己動作不便或傷口疼痛，可請家人或洗髮專業人員來協助。若需要拿取物品時可多請他

人幫忙，避免傷口拉扯或造成接合的血管斷裂。

乳房重建無論是採用自體組織皮瓣移植或義乳植入物，如有安裝引流管，返家期間，醫生會要求患者每日觀察和記錄引流管收集量。例如使用腹部脂肪皮瓣做乳房重建者，乳房、腹部2處手術部位若都有引流管，則要分開記錄，通常分泌物量少於30cc／天，且顏色變淡，就可以回門診拔除。如果分泌物持續量多，就會延後拔除時間，建議先減少活動量，多攝取高蛋白食物（如蛋、牛肉、魚肉等）來減少分泌物。

傷口及引流管的護理清潔方式，一般步驟如下，可依據各院所教導的方式來做：

STEP 1 清潔：用生理食鹽水浸潤棉花棒，以環狀圍繞方式清潔引流管與傷口周圍。

STEP 2 上藥：塗抹醫師開立的藥品（一般為優碘或抗生素藥膏）。

STEP 3 覆蓋：以紗布覆蓋傷口並以醫用透氣膠帶固定好。

請依循以上步驟定時清潔與換藥（每天2～3次），避免過久沒換紗布造成與傷口分泌物沾黏，或是增加感染的風險。

手術2週後：淋浴、洗頭、日常活動自己來

引流管移除後，若經醫師評估傷口復原情況良好，盥洗和日常活動可以開始適度恢復正常，但動作還是宜和緩輕柔，如淋浴時可先用防水貼布覆蓋傷口，水柱要避開做過手術的患部，勿強力衝擊，活動時動作不要過大，也勿過度負重，步行、拿取物品等輕量活動可以自理。

手術3週後：治療部位可觸碰，恢復工作與夫妻生活

各項治療手術大約術後3～4週，可視自己的體力與傷口疼痛情況開始回去上班，恢復休閒活動或來一趟輕鬆的小旅行。重建的乳房或淋巴水腫移植的皮瓣，大約在3週後，經醫師評估情況穩定便可觸摸，也可以恢復正常的夫妻生活。

由於每個人的病況、手術項目與身體條件不同，恢復速度的快慢因人而異，聽從醫師的評估與護理指導，一步一步來，就能順利邁向康復之路。

讓手術疤痕美化、變淡的7種方法

手術疤痕是很多患者非常在意的問題，記得有一天診間推門進來一位可愛的「老」病人：「鄭醫師，你看我的人體藝術！」這位病人一路過關斬將，經歷多次的乳癌治療手術，成功康復後一直都很配合地維持定期追蹤檢查，那次回診，她興奮地向我展示最新「傑作」！頓時診間充滿陽光與歡笑，我和護理師不只為她的身體刺青感到驚豔，更為她變得如此開朗感到欣喜。這位病人的脖子和手腕都用刺青彩繪上自己喜歡的圖案，那些部位，曾經是淋巴水腫皮瓣移植所留下的疤痕，現在的她整個人煥然一新，就連疤痕都如重生般充滿自信與美麗。

其實，手術疤痕是每位患者與乳癌勇敢戰鬥、堅強重生的光榮印記，正向看待加上創意巧思，疤痕就不再是礙眼的「拉鍊」，「美化它」也可以成為一種慶祝自己重生的儀式。

通常乳房腫瘤切除、乳房重建或中重度淋巴水腫，都會以外科手術為主要治療法。現在的手術技術已進步到「顯微手術、超級顯微手術」的精密程度，傷口也比過去小、數量少，但像全乳房切除還是不免會留下一道比較長的疤痕。疤痕是否美觀、平整，影響因素複雜，包括醫師縫合的技術、縫線的品質、病患的體質、術後疤痕自我照護的用心程度等。通常一道疤痕要達到穩定狀態，約需半年至1年。除了像前述患者很有創意地用刺青來美化，還有7種常見的疤痕照護方式，可依個人手術狀態和體質，與醫師討論最適合的照護方法。

1 按摩疤痕：以指腹按壓，勿來回搓揉

傷口癒合後，輕輕按壓不會疼痛，就可以開始按摩了。順著疤痕以指腹同方向按壓的方式來按摩，有助於促進傷疤周圍的血液循環，使疤痕組織軟化，每天早、晚各做15~20分鐘。按摩時避免過度用力或來回搓揉，以免破壞疤痕組織的平整。

2 美容膠帶：垂直疤痕方向來黏貼

美容膠帶通常在手術後就會開始貼上，黏貼時注意膠帶方向最好與疤痕垂直，但疤痕較長時，貼平行方向較省時間。通常建議至少貼半年至1年，每2天換1次，有脫落或髒汙時要換新。可利用沐浴後比較容易撕除，減少撕膠帶時疤痕被牽引拉扯而變形。若體質對膠帶過敏，可購買嬰兒用的透氣紙膠，或諮詢整形外科醫師是否有抗敏替代品。

3 疤痕矽膠片：加壓效果比膠帶略好

矽膠片的材質比美容膠帶好，可重複使用，直接覆蓋在疤痕上，再加上膠帶加壓以免滑落。每天洗澡時拿下來，用清水沖洗一下，等皮膚擦乾即可貼上，約1個月換1次新片。目前醫療院所開立的多為美容膠帶，患者可諮詢醫師的建議或自行選擇。

4 疤痕凝膠：單一方向塗抹形成護膜

疤痕凝膠就像是液態的矽膠片，功能與美容膠帶和矽膠片相似，但使用後的活動性較佳（如手腕或關節處）。塗抹前要先清潔疤痕表面、擦乾，取適量凝膠「順著同一方向」塗抹，靜待幾分鐘形成一層保護膜即可，勿來回塗抹或搓揉，避免破壞疤痕組織，通常建議早、晚各塗1次。

5 雷射疤痕美容：消除疤痕泛紅與皮膚色差

如果對於疤痕顏色或輕微突起的問題很在意，可以在手術後2～4週，待傷口皮下組織癒合得較為良好時，請醫師評估是否適合透過雷射治療來淡化疤痕。現在的雷射技術有助改善皮膚和疤痕色差較大的問題。

6 肉毒桿菌液注射：減少疤痕肥厚或扭曲變寬

根據臨床研究，肉毒桿菌能夠抑制發炎細胞的生長素，施打於疤痕周邊的肌肉，經過持續幾次的治療，疤痕會比較細、顏色較淡。手術後大約2～3週後，如果擔心疤痕太明顯、不美觀，可考慮注射肉毒桿菌液，以減少疤痕組織變得肥厚、變寬或扭曲，效果好，但費用較昂貴。

7 除疤修復手術或類固醇注射：改善組織增生與蟹足腫

如果因為體質關係，傷疤出現組織肥厚增生的情況，要及早尋求整形外科醫師協助治療。如需採用手術方式來修復，醫師會在疤痕位置做疤痕放鬆術及Z整形術，術後需依照前述幾種方式來照顧疤痕，才能達到預期的美觀效果。但如果是蟹足腫體質，則只能保守處理，可以施打皮下類固醇（通常是Kenacort）。打類固醇時會很痛，通常會混合止痛藥（通常是Xylocaine），約1個月打1次，共施打3次。

乳房未重建前，義乳胸衣的選擇與保養

經過乳房切除手術，特別是延遲性乳房重建，很多患者都會歷經一段無法如常穿著內衣的日子，為了考慮生理平衡與穿著衣服時的外觀，很可能需要穿著特製的義乳胸衣。這種胸衣和以往平常穿的內衣很不一樣，有幾位原本沒有做乳房重建的患者，後來找我做延遲性重建手術，都提過類似的困擾：「穿義乳胸衣很麻煩，運動時襯墊會一直晃動，所以都不敢有太大的動作……」、「有時候舉手或彎腰，義乳襯墊就會滑動，在外面活動的時候讓我很不安心……」也有人因為義乳胸衣下緣與身體服貼度不佳，而且穿著的是連身洋裝，動作一變大，襯墊就整個掉落在地上，造成非常尷尬的場面。

義乳胸衣畢竟是「身外之物」，沉重而無法完全貼合身體，單側重量不易平衡，所以並非長久之計。暫且不論義乳胸衣的不便性，失去一側乳房或是兩邊乳房都切除，身體會失去原有的平衡，肩膀、腰背、脊椎都會出現代償現象，時間一久也可能引起其他後遺症。因此，如果沒有不能做乳房重建的原因，義乳胸衣只適合在等待延遲性乳房重建之前暫時穿著，患者宜及早與醫師討論進行

乳房重建的時間，解決根本的問題。

義乳胸衣的選購管道並不普及，有專業廠商特別生產製作，有些能提供量身訂製的服務，患者可以向乳房外科或整形重建外科醫師、護理師請教相關專業資訊與挑選的建議。義乳襯墊的尺寸通常會以健康側乳房的罩杯為標準，有些廠商也會提供義乳襯墊汰換加購等後續服務。

款式挑選的6大注意事項

義乳胸衣的選擇和一般內衣考量重點有些不同，主要因為義乳襯墊比較沉重，另外要考慮手術傷口和疤痕的位置，盡量避免長時間磨擦造成發炎或組織硬化，選購時可注意以下幾個重點：

1. **襯墊內袋要夠深**：義乳胸衣必須具有深度夠、包覆性良好的內夾層，能妥善放入與取出符合患者乳房尺寸需求的義乳襯墊，避免滑動鬆脫。
2. **寬肩帶設計**：義乳襯墊比較重，寬肩帶的設計支撐力較好，較能穩定承受義乳襯墊的重量。另外也要有良好的內衣下圍支撐設計，才能分散肩膀承受的重量拉力。
3. **胸前加高包覆**：義乳胸衣的前胸上緣宜有加高設計，能增加義乳襯墊的包覆性，避免義乳襯墊滑脫外露，但高度不能摩擦到手術傷口，試穿或訂製時就要特別注意。

4 腋下適度降低：有做腋下淋巴結廓清術或前哨淋巴結切片術的患者，或是乳房切除部位靠近乳側腋下，內衣款式在腋下開口的位置宜稍低，以免摩擦到手術傷口。

5 背面式開扣：肩帶長度調節環和整件的開扣宜設計在背後，避免在前面經常摩擦到傷疤，造成疼痛或組織增生、粗硬。

6 服貼身體曲線：選擇材質良好的伸縮彈性布料，穿著時要能緊密固定義乳襯墊與身體的服貼度，襯墊比較不會在活動時過度晃動和滑脫。

穿戴義乳胸衣的3步驟

穿著義乳胸衣和一般內衣的方式類似，最大差別在於：如果是單側乳房切除的患者，義乳襯墊只有一側，放置的位置和重心要特別注意調整，穿著步驟如下：

1 義乳襯墊裝上保潔套：義乳襯墊如果附有保潔套就先套上，再放入內衣夾層袋內，比較能減少髒污和流汗汙損的問題，義乳胸衣與襯墊宜準備2～3套方便日常替換。

2 內衣與襯墊定位：先穿上內衣扣好背扣，把內衣的肩帶向前拉開，再將義乳襯墊放進夾層袋內，注意義乳襯墊的底部面向身體。

③確認胸型對稱：穿好義乳胸衣，調整雙肩帶的長度後，照鏡子確認兩側胸部高度與線條是否對稱自然，穿上外衣後再觀察一次。最好身體動一下、跳一下，看義乳的位置會不會跑掉。

胸衣與襯墊的清洗保養方法

①清水＋中性肥皂：義乳胸衣和襯墊都是服貼於皮膚和疤痕的物品，而且乳癌術後身體通常比較虛弱，免疫力也比較低下，要特別注意貼身用品宜保持清潔衛生。通常襯墊部分用清水或中性肥皂清潔即可，以乾毛巾輕擦，放在陰涼處晾乾；內衣部分可手洗或裝進洗衣網（避免變形），以洗衣機弱水洗滌。

乳房重建vs義乳胸衣優缺點比較

技術比較	乳房重建（立即性／延遲性）	穿著義乳胸衣
服貼性	以自體組織皮瓣重建於體內合一，無負擔累贅感	無法完全服貼身體，走路或運動易形成不穩定的晃動，穩定感差，動作過大時襯墊有可能滑落
支撐性	重建的乳房量體自然、柔軟，但脂肪堅挺，承重較自然不費力	義乳襯墊的重量主要由內衣肩帶和彈性布料來支撐，易造成肩頸疲勞與痠痛
舒適性	沒有透氣性或摩擦皮膚的問題	穿著較不透氣，容易悶熱、流汗、長濕疹
適應性	◇ 自體組織移植幾乎無排斥和副作用 ◇ 義乳植入須留意有時會產生莢膜攣縮	義乳胸衣和襯墊若反覆摩擦傷疤，可能造成紅腫疼痛、組織增生變厚

② 不定期汰換：義乳胸衣和襯墊也是一種消耗品，若使用時間較久，內衣結構變形、鬆垮，襯墊有髒污滲入材質中，或出現裂痕、破損等現象，就需要更換新品。

穿著義乳胸衣畢竟不是舒服自然的方式，比較適合還未做乳房重建前的過渡期，或是因為罹癌年紀較大、某些3、4期的病人，情況不適合做立即性乳房重建的患者。如果乳癌切除術後身體條件允許，還是應該以乳房重建為目標，對於身心健康、日常生活的方便性，都是最好的治療方案。

乳房重建後：何時開始穿日常內衣？

在立即性或延遲性乳房重建手術之後，會有一小段時間無法如常地穿著內衣，在住院期間，或返家後再次回診時，醫師會視患部傷口的恢復情況，評估乳房的移植皮瓣或義乳填充物是否穩定，決定何時可以開始恢復穿著內衣。通常會先從無鋼圈的內衣開始穿，兩階段做法說明如下：

重建1週後：開始穿無鋼圈內衣

通常乳房重建後大約1週，經過醫師診視評估傷口表皮癒合，就可以開始穿「無鋼圈內衣」，一方面可以輔助支撐和穩固重建的乳房皮瓣（或矽膠袋義乳），另一方面，無鋼圈比較不會壓迫到移植皮瓣的血流狀態。另外，也要注意內衣腋下及罩杯部位的設計，不可過緊或摩擦到手術傷口，特別是接血管的部位。

重建3週後：改穿有鋼圈內衣

手術後第4週左右，腫脹比較退了，經醫師評定重建的乳房皮瓣比較穩定，傷口復原狀況也更為良好時，就可開始穿著「有鋼圈內衣」，只要款式不壓迫胸部，又有適當的支撐力，即可依個人喜好挑選顏色與樣式。

保護乳腺抗復發，吃出防癌好體質

基因無法改變，但體質可以再造，每日的飲食，正是重新優化體質的重要基礎，各種疾病的預防，治療期的支撐、康復的速度，都與我們經年累月吃進的食物密切相關。以下幾項飲食原則有助於預防乳腺病變，降低乳癌復發風險。而罹患乳癌可能會經過幾次手術，如何透過飲食的調整加速傷口復原，經實驗驗證，高蛋白飲食法能提供人體良好的修復力，適合在術後短期實施。

以下2個原則很輕鬆就可以記住，請確實照著做。

【恢復期飲食攻略】開完刀前2週——傷口恢復前

- 多補充「高蛋白質」食物——魚、肉、蛋、豆、奶＋含麩醯胺酸的營養補充品。

【長期性黃金守則】開完刀第3週——傷口恢復後

- 恢復「均衡&清淡」飲食——低油、低鹽、低糖，避免人工添加物。

高蛋白飲食法：加速傷口癒合、恢復體力

手術後在傷口未復原之前，或是有裝引流管尚未移除的階段，如果沒有其他疾病的飲食限制，建議這段期間採取高蛋白飲食法，可以幫助傷口癒合順利並恢復體力。以下「12345」營養口訣好吃又好記：每日可從1～4項高蛋白食物做選擇，再搭配第5項新鮮蔬果，並盡量避免攝取精緻再製食品與人工添加物。

- **1份肉類**——牛肉、雞肉或豬肉。
- **2條鱸魚**——經過實驗證實，鱸魚對修復傷口很有幫助，石斑魚或其他魚肉亦可。
- **3顆雞蛋**——1顆吃全蛋，另2顆可以只吃蛋白部分。
- **4杯牛奶**——鮮乳為主，人工調味乳不宜，特製配方之強化牛乳應先諮詢醫師（乳品過敏者可改豆漿或豆類）。

魚、肉、蛋、蔬果的「1份」是多少？

據衛福部國民健康署每日飲食指南建議，成人每天要攝取6大類食物，依男女和體重的差異、個人疾病的飲食限制，以下比例可做適當的調整，如全穀雜糧類1.5～4碗，豆魚肉蛋類3～8份，蔬菜類3～5份；水果類2～4份；乳製品1.5～2杯；堅果種子類2～7茶匙。單位量的概算如下表：

食物種類	全穀雜糧類	豆魚肉蛋類	蔬菜類	水果類	鮮奶
概算量	1份＝1/4碗	1份＝3根手指（量體厚度）	1份＝半碗	1份＝1個拳頭（量體厚度）	1杯＝240cc

● **5份蔬果**——種類盡量豐富，不要挑選甜度太高的水果。

無論是葷食還是素食者，手術後復原期都需要多補充蛋白質。葷食者在術後恢復期間，避免「因為想吃清淡一點」而完全不吃肉，多注意烹調時的油脂和調味控制即可；素食者可選用豆類、豆腐、豆漿等植物性蛋白質豐富的食物代替肉類。

術後1個月內禁止攝取這些食物

手術後盡量避免過量攝取刺激性的食物，以免影響血管收縮或造成流血量變多，降低手術效果和傷口癒合的速度，尤其術後1個月內宜暫時不要食用以下食物：

● **咖啡因**：避免咖啡、巧克力、可可亞、茶、可樂等。

● **刺激性食物**：酒精、辣椒、蔥、薑、蒜、冰涼食物或飲料等。

● **中藥材**：尤其避免活血燥熱的中藥與食補，包括各種養生茶、麻油雞、燒酒雞、藥燉排骨、藥膳羊肉爐等。

● **保健食品**：對生理機能的各種促進劑、抑制劑都先暫時避免。

當手術傷口都癒合、引流管移除，即可恢復正常的均衡飲食，不須再刻意採取高蛋白比例的飲食法。

迷思解誤 喝魚湯該不該吃肉？

有關手術後的身體調養，很多患者會問，飲食有什麼要忌口？是否可以多喝雞精和魚湯？哪些營養補充品比較適合？腎臟科名醫林杰樑醫師曾做過實驗，證明有助術後恢復的飲食中，魚類中以鱸魚最能幫助傷口癒合，若不方便取得時，石斑魚或其他魚類亦可替選。依營養均衡攝取的角度，喝魚湯、雞湯（可濾除湯面浮油）也要吃肉；另外，建議直接吃新鮮的蔬菜、水果，不要只喝純果汁，維持足夠的纖維質攝取量也很重要。

「3多4不」黃金飲食守則，和乳癌說掰掰

想要遠離乳癌、避免復發，除了要特別注意避開容易誘發荷爾蒙異常、讓身材變得肥胖或可能有塑化劑疑慮的食品之外，長遠的飲食計畫其實和預防其他疾病一樣，主要都應做到「均衡＋清淡」2大標準，可參考以下7項具體的飲食行動做好日常健康管理。

1 多喝水：每日充足飲水，輕鬆降低罹癌率

根據醫學研究，光是能做到每日充足飲水這件事，順暢代謝與排毒，就能大幅降低身體初期的

發炎反應，讓疾病和癌症不易形成。可自行準備1個大容量的水壺，方便明確定量，達成每日充足喝水約1500~2000cc的目標。每個人基本喝水量也可依「體重（kg）×30cc」來概算，注意要喝「白開水」才有用，喝茶或咖啡利尿，更需補充水分，含糖或調味飲料（即使含有天然蔬果汁）都不算是基本喝水量。

2 原型食物為主食：多吃天然食材，避免精緻加工品

原型食物是指未經人工再製的天然食材，最理想的飲食是100%全天然原型食物，如果剛開始實行困難，可以從逐漸提高比例做起。「精緻」的人工再製食品，經常會將天然食材裡的重要營養成分去除掉（如蔬果和穀物富含植化素、B群、纖維質的皮層），化學添加物也會比較多，對健康來說，「好看好吃」的人造加工食品都應盡量避免食用。燥熱、活血的中藥補品，最好請教有執照的中醫師，再決定是否適合自己食用。

3 多樣化飲食法：彩虹餐盤計畫，海鮮豆類取代紅肉

保持每一餐都是「原型＋多元化」的飲食習慣，餐盤裡的色彩與種類豐富性很重要，蔬菜、水果、全穀類、蛋、肉類、堅果都要均衡攝取。以橄欖油或其他優良植物油取代反式脂肪，辛香料如

辣椒、大蒜、洋蔥、蔥、薑含有豐富的抗癌植化素，小兵立大功，在手術後約1個月後不再需要禁食辛辣，料理時就可適量搭配食用，肉類可以部分改吃魚類海鮮，減少容易誘發人體炎症和癌變的紅肉、肥肉、動物內臟等部分。

4 避免高溫油炸：多吃生食，清蒸燉煮少油脂

在挑選食物時先排除油炸、燒烤類，可大幅減少致癌物上身。多吃未經烹調的生菜水果，可以攝取到豐富的酵素與纖維質，但生菜水果要洗乾淨，減少農藥殘留。需要烹調時以清炒、清蒸、燉煮等方式為宜，分量當餐吃完，不要隔餐反覆加熱。

5 戒除重口味：習慣吃原味，油脂糖鹽添加物減量

又油又鹹，過多的調味會造成代謝上的負擔。手搖飲、精緻甜點、甜度越來越高的水果也帶來「糖毒」問題，在人體內轉化為脂肪，刺激雌激素分泌、壯大癌細胞活力，不僅容易誘發乳癌，也會使人體產生更多淋巴液，讓患有淋巴水腫後遺症的患者病況加劇。所以，一定要改變重口味的習慣，學習品嘗原汁原味。

6 遠離酒精致癌物：別讓體脂肪、雌激素嗨過頭

世界衛生組織國際癌症研究機構明確將酒精列為一級致癌物，過度飲酒不只傷肝、傷腦，女性經常飲酒也會增加罹患乳癌和各種癌症的風險。以醫學角度來看，飲酒的益處不及風險來得高，好處多來自釀酒材料如穀物蔬果的營養，而非「酒精」本身。尤其酒精會增加體內雌激素濃度，容易刺激乳腺、造成異常或腫塊，過多的熱量也會增加脂肪，並降低正常的體脂肪燃燒率，這些都是誘發乳癌的不利因素，尤其有乳癌家族病史、正在進行乳癌治療，或曾罹患過乳癌與婦科癌症的患者，更需要限制飲酒。

7 避免動物性激素：謹慎食補，植物性荷爾蒙有助抗癌

乳癌容易受到荷爾蒙的刺激而發生變化，經常有人會擔心地詢問：「富含雌激素的食物都不能吃嗎？」、「有哪些食物應該要避免？」根據研究，植物性荷爾蒙豐富的食物如黃豆、豆漿、豆腐、山藥、亞麻仁籽，其實具有抗癌作用，適量補充有助預防乳癌。比較要注意的是動物性荷爾蒙，如女性保養或更年期調整，有些人會吃蜂王漿、胎盤素、含動物性荷爾蒙的保健品或藥物，容易讓體內雌激素水平增高，尤其是乳癌高危險群或罹患過乳癌的患者，應盡量避免食用。

定期回診追蹤與檢查項目

雖然現代醫學非常進步，但乳癌的誘發因子也比過去增加許多，抗癌、防癌其實是現代人一生的重要功課，乳癌患者在治療完成後一定要定期追蹤，依照主治醫師排定的時間回診，監測是否有乳癌復發的跡象，把握及早發現、及早治療的先機。

在早期，乳癌的追蹤期通常以5年為重要指標。若生活與飲食健康管理得當，5年後復發的機率會降低許多，但現代人所面臨的生活方式與環境不利因素較多，而且依乳癌種類與復發機率不同，患者本身的其他疾病、遺傳基因等綜合問題，醫師普遍會延長追蹤年期、增加追蹤檢測項目。

根據臨床研究，乳房重建與淋巴水腫治療手術，都不會增加乳癌復發的機率，也不會干擾追蹤檢查，而這2項手術本身，也都需要到整形重建外科做後續的療效評估與追蹤。

追蹤間隔的建議：依乳癌種類與個人恢復情況評估

有些乳癌種類的癌細胞可能比較頑強，經過強烈的藥物治療，有些仍會潛伏在體內，隨著誘因的刺激蠢蠢欲動，所以當乳癌治療完成後，醫師會提出後續追蹤計畫，患者一定要確實配合。國際醫學常見的癌症追蹤建議如下：

1. **《美國惡性腫瘤臨床實踐指南》建議：**罹癌治療完成後前5年每年回診追蹤1～4次；第6年後每年追蹤1次。
2. **美國臨床腫瘤學會（American society of clinical oncology, ASCO）建議：**罹癌治療完成後前3年每3～6個月追蹤1次；第4～5年每6～12個月回診追蹤1次；第6年後每年追蹤1次。

有關乳癌回診追蹤的頻率，通常切除手術後2～5年內會比較密集地追蹤，常規項目如乳房X光攝影、超音波可能3～6個月檢查1次，高階儀器檢查可能每半年～1年檢查1次。邁入5年後病況較為穩定，則會逐漸拉長回診的時間及減少檢查項目，如乳房X光攝影、超音波恢復每年檢查1次等。每位患者的追蹤檢查頻率可能不同，主治醫生會依病患個人的乳癌類型、期別與治療恢復的情況來評估安排，制定「個人化」的追蹤時間表。

乳癌追蹤項目：「婦科」與「骨肝肺腦」擴大監測範圍

乳癌相關的追蹤通常包括以下幾項檢查：

1. **醫師問診與觸診檢查：**在追蹤回診時，醫師會做各項治療效果的評估，了解患者恢復的情況以及是否受到副作用困擾，包括患者曾進行過的乳癌治療、乳房重建、淋巴水腫後遺症的治療，如有恢復不佳或乳癌復發的疑慮，主治醫師會轉介相關診科共同會診。

2. **乳檢常規與高階檢查：**乳癌療程完成後，通常至少要維持例行每年1次的乳房X光攝影或超音波檢查，也可能增加次數如每半年1次。乳癌復發有1/4的機率是在深層組織，位在肋骨下或肋膜及肺部，這些復發跡象，必須經由胸部電腦斷層掃描才能偵測出來，尤其侵襲性乳癌或有淋巴轉移者，在追蹤期間醫師可能會要求每年加做1次胸部電腦斷層掃描，連續5年後改為每2年做1次。（註1）

乳房重建的部分，若是採取自體組織皮瓣移植，建議每年做1次乳房超音波檢查，包括健康側及重建側乳房；義乳植入物重建者，每年做1次超音波檢查，建議另外再加上每3年自費接受1次磁振造影檢查（MRI），監測植入的填充物狀態是否良好。

3. **婦科檢查：**據臨床研究，抗荷爾蒙療法這類的乳癌治療藥物（如泰莫西芬），長期服用可能會增加子宮內膜癌的罹患風險，因此建議女性乳癌患者，宜每年做1次超音波婦科骨盆檢查，如果抗荷爾蒙治療期間發生經期改變，或更年期後陰道出血等異常情況，要主動告知醫師，至婦產科和乳房外科做詳細檢查，判斷是否與乳癌復發或轉移有關。

④ **骨骼掃描檢查：**骨骼為乳癌轉移最常見的好發部位，若局部骨骼發生不明原因的持續性疼痛，或是未受到強烈重擊卻容易骨裂、骨折，都建議回診做骨骼局部X光攝影，若全身多處出現骨骼異常的症狀，醫師可能會要求患者做全身骨骼電腦斷層掃描。更年期後的女性若有使用芳香環酶抑制劑藥物，建議服藥治療前與治療後，要分別做骨密度檢查，對照變化，判斷是否與乳癌轉移有關。

⑤ **血液檢查：**早期抽血檢驗癌症指數的方式，並非專對某種特定癌症，較適合做為各種癌症篩檢的輔助判斷證據，或做為追蹤癌症的參考指標。近年來國內醫界新研發針對乳癌的驗血檢驗技術，檢測敏感度高達92％，如果乳房X光攝影、超音波檢查出有罹癌疑慮，可先做此項抽血檢驗參照結果。若確認罹患乳癌的機率很高，再做進一步的切片或穿刺檢查，可降低偽陽性案例，也避免非必要的侵入性檢查與治療。

乳癌復發的可疑徵兆：有疑慮立即回診勿拖延

乳癌復發的部位可能出現在原患側乳房、對側乳房、兩邊腋下，也可能發生在其他器官上，通常分為「局部復發」與「遠端轉移」，「定期追蹤檢查」是早期發現、早期治療的唯一方法。第2次罹患乳癌不一定與第1次是同種類癌型，手術方式或藥物治療也不一定相同，但乳癌的可疑徵兆與第1次罹癌要注意的警訊特徵是相同的（詳見第1章），一旦發現有任何可疑的跡象，立即回醫院做詳細檢查，不要拖延到下一次追蹤日才回診。

局部復發常見部位：初次患側乳房周圍或對側乳房

乳癌腫瘤如果做的是保留式乳房切除加上放射治療，復發的癌細胞就可能在原患側乳房、腋下或鎖骨淋巴這些部位；如果手術是全乳房切除，復發就比較會出現在胸部皮膚層或深部肌肉層部位。如果在這些部位發現腫塊，或是乳頭有凹陷變形、有異常分泌物，都可能是復發的跡象，要立即回診做進一步檢查或切片化驗。

遠端轉移好發器官：骨、肝、肺、腦

乳癌細胞並非只固定生長於乳房組織，若未經及時的局部控制，癌細胞就可能經由血液和淋巴循環轉移至其他器官，稱為「遠端轉移」。發生遠端轉移通常為乳癌4期，其中約有70%的遠端復發為骨轉移。因此，回診追蹤時除了監控乳房區域是否有局部復發，醫師和檢驗師也會特別注意是否有遠端轉移的情況，尤其骨、肝、肺、腦是乳癌復發的好發部位，在追蹤檢查時，可能會因此增加骨骼掃描、胸部電腦斷層、肝臟超音波、腦部電腦斷層或磁振造影、正子攝影等檢查，以提供更精確的復發診斷依據。

迷思解誤

乳癌追蹤過了5年就安全了嗎？邁向「終生追蹤」的趨勢

早年通常認為乳癌過了5年後，平均復發率會降低許多，許多病患因此不再積極回診追蹤，甚至例行的乳房篩檢也疏忽了。台灣曾有一位女性官員在熟齡時罹患乳癌2期，原本治癒率很高，經過治療後也確實恢復良好，順利度過前5年的追蹤時間，正常地生活和工作，沒想到卻在第7年乳癌復發，因為發現的時間較晚，惡化速度非常快而不幸離世。現代人生活中乳癌的誘因非常多，嚴格說來，乳癌和其他癌症一樣，都是一種需要長期追蹤、終生防範的疾病，因此在乳癌治療完成後，患者可與醫師討論將「乳癌追蹤檢查」與例行的「定期乳房篩檢」整合為一，做為未來保護乳房健康的共同計畫。

遠端器官轉移症狀與追蹤檢查

復發轉移好發器官	骨骼	肝臟	肺臟	腦部
可疑症狀	局部持續性的骨頭疼痛、不明骨裂或骨折等	異常疲倦、黃疸、腹痛等	不一定有症狀，或有咳嗽、胸悶、易喘、呼吸窘迫等	持續頭痛、暈眩、噁心、運動失能、癲癇等
增列檢查	局部骨頭X光攝影、全身骨骼電腦斷層掃描	肝臟超音波、腹部超音波、腹部電腦斷層掃描、穿刺	胸部X光攝影、胸部電腦斷層掃描、立體穿刺	腦部電腦斷層掃描、磁振造影

一次認識 CT、MRI、PET、PET ＋ CT、PET ＋ MRI 這些儀器

在乳癌篩檢或追蹤檢查時，一般最常見的儀器就是乳房X光攝影和超音波，需要做高階檢查時，儀器的英文名稱或縮寫卻讓患者霧煞煞、看不懂，以下為大型醫療院所可能會使用到的5種高階儀器中英文名稱對照：

- **CT**：電腦斷層（Computed Tomography）
- **MRI**：磁振造影（Magnetic Resonance Imaging）
- **PET**：正子斷層掃描（Positron Emission Tomography）
- **PET＋CT**：正子電腦斷層掃描（Positron Emission Tomography／Computed Tomography）
- **PET＋MRI**：正子磁振造影（Positron Emission Tomography／Magnetic Resonance Imaging）

【病友見證分享】

乳癌治療臨床案例⑤

CURE CASE

年輕型乳癌患者，治療後順利懷孕生育／12年後乳癌復發，成功抗癌至今24年

你還記得自己27歲的模樣嗎

患者／周小姐

1999年12月26日我在林口長庚醫院，經歷了近4個小時做了右乳全切手術，雖然我多希望那只是一場夢，但是當麻醉藥退去後，

註：以下個案為作者長年任職林口長庚醫院之病患經驗分享，作者現任安德森整形外科診所院長。

◇ **罹癌年齡**：	27歲
◇ **癌種期別**：	侵襲性乳管癌2期
◇ **切除手術**：	右乳全切（穿著義乳胸衣）
◇ **乳房重建**：	3年後延遲性重建（臀動脈穿通枝皮瓣）
◇ **其他治療**：	化學治療（小黃莓9次），抗荷爾蒙治療（泰莫西芬）
〔乳癌復發〕	
◇ **罹癌年齡**：	39歲
◇ **癌種期別**：	侵襲性乳管癌2期
◇ **切除手術**：	左乳全切
◇ **乳房重建**：	立即性重建（深下腹動脈穿通枝皮瓣）
◇ **其他治療**：	化學治療（小紅莓4次、歐洲紫杉醇4次），抗荷爾蒙治療（泰莫西芬）

我睜開雙眼看到的是焦急的親人和病房的布簾時，我知道這一切都不是夢，我真的失去了我的右乳，那年我27歲！

手術後約莫1星期，當主治醫生拆掉我右胸前那一大坨紗布後，我走進浴室看到鏡中的自己，右乳的位置有著一道長疤和皮膚下清晰可見的肋骨，想到12月中確定是乳癌的驚恐，到現在的無語問蒼天，我再也忍不住放聲嚎啕大哭，久久不能自己。

雖然我的個性樂觀，但總是讓我心中有著些許的遺憾，因為我無法自在地和朋友去泡湯，我每天要穿戴著沉重又悶熱的義乳過日子，而面對親密的另一半時更是遮遮掩掩，即便心境已能接受這個事實，但總是希望能有奇蹟改變些什麼。就在２００２年我遇見了這個奇蹟的創造者——鄭明輝教授！當時我在報紙上看見他寫的一篇關於「自體脂肪重建」的文章，我開心到比中樂透還雀躍，當下我立刻掛了他的門診，也開啟了我的重生之旅！當時我年輕又偏瘦，沒辦法用小腹的脂肪重建右乳，經過鄭教授評估後可以用我右上臀做重建，之後我歷經了14個小時的顯微重建手術，我的右乳奇蹟般地重生了！當我看到右乳再次回歸，我又驚又喜又感恩，沒有鄭教授就不會有重生的我！

我和鄭教授的醫病緣分比別人多一點，２０１１年乳癌再次找上了我，這次是左乳，但這次最大的不同是我的女兒才2歲多，我的擔憂和牽掛讓我焦慮不已，但是鄭教授告訴我的一句話讓我感恩在心，他說：「妳放心，我會讓妳陪女兒長大的！」這次重建因為我已經生過孩子了，而且不再像以前那麼瘦，於是就用了我小腹的脂肪重建我的左乳，不同的是上次是延遲性重建，這次是立即性重建，我人生中2次奇蹟的重生之旅，都是鄭教授創造的，我除了感恩還是感恩，謝謝你讓我依然是個完整的女人！

抗癌之路到現在也24年了，我告訴女兒，自己身上的手術傷疤，像是一道道美麗的圖騰，更象徵重生的印記和勇氣，永遠提醒著自己心懷感恩，一路上有許多人陪著自己不放棄！

CURE CASE

年輕型乳癌患者，治療期間順利懷孕生育／9年後乳癌復發，成功抗癌至今18年

患者／Wing

乳癌——特別的人生頁面

從來沒有去計算有多久，是什麼時候的事呢？翻閱關懷手冊，上面記載著：手術日期94-3-18，Age 31。另一頁寫著２０１４的手術同意書還留著，是7月的事，原來已經隔那麼久了。

第１次94年，西元２００５年。

假裝勇敢，拒絕別人陪我去檢查，聽完醫生的宣告，和先生通過電話後，進入醫院的廁所啜

泣，不敢發出聲音，不想被人聽見、看見。醫生說我的夠大，可以部分切除。^_^

手術同時，切片細胞送檢驗，過程1天。爸媽、公婆、台北姑姑陪著先生，陪著我，直到晚上被推出來。在恢復室抖到不行，那種記憶很是深刻，出來看見那麼多人，感動到笑臉迎親友。接下來需要接受化療，當時請娘家媽媽照顧，前期不太有感，沒有掉頭髮，到後面幾次，深夜會不自主地想吐，無法控制的吐。後來聊起，媽媽說她在房間有偷偷地哭>.<媽媽，謝謝您。

當時有綠卡的朋友來探望我，說在美國很普遍不用太擔心，單純地相信，認真地配合醫師治療，每次回診也都準時報

◇ **罹癌年齡：**31歲

◇ **癌種期別：**侵襲性乳管癌1期

◇ **切除手術：**右乳局切

◇ **乳房重建：**未做重建手術

◇ **其他治療：**術後接受化學治療、放射治療

〔乳癌復發〕

◇ **罹癌年齡：**40歲

◇ **癌種期別：**三陰性早期

◇ **切除手術：**右乳乳頭保留式切除

◇ **乳房重建：**第1次：立即性矽膠義乳重建，術後因胸部皮膚血液循環不好，導致傷口癒合不佳義乳外露，進而移除義乳。第2次：2年後延遲性自體組織移植（深下腹動脈穿通枝皮瓣）＋對側縮乳手術，使雙乳更對稱美觀。

◇ **其他治療：**抗荷爾蒙治療（泰莫西芬）

到。有回照超音波，醫師問我：「有打算再生1個嗎？」驚訝！我可以嗎～「妳可以的。」於是弟弟出生了。雖然公婆一直以來都沒有要求，但是，從滿月辦桌慶祝來看，長輩是開心的。當時醫生叮嚀親餵孩子對雙方都有好處，辭了工作親餵超過一年，我超級聽話的。

第2次103年，西元2014年。

真的勇敢，先生和我一起聽了報告，這一回和上次是不同類型——三陰性早期。怕無法再負荷化療，決定不做，全切。安慰著先生，事情來，面對就是。一邊沒有了，穿衣服不好看，畢竟我還年輕啊，先生堅持要我重建，秉持客家人的節儉精神選擇做矽膠義乳，未料竟不合。與醫師討論後，改採自體移植，還可以瘦小腹，很感恩是採加收費用非全額。皮瓣移植含血管，為觀察變化需在加護病房，那段時間女兒陪伴照顧，我們當作是住在「高級飯店」，還有夜景觀賞，想吃什麼女兒去買。可以下床活動時，兩人還去外面吃牛排。

現在仍在工作中，假日帶國一兒子參加親子團活動。大家說我很正向，其實就是相信醫生，相信自己，相信家人及親友。按時回診很重要，早期發現，就能早期治療。

CURE CASE

熟齡型乳癌患者／17年後乳癌復發，成功抗癌至今20年

乳房重建的抉擇——我的心路歷程與分享

患者／李女士

人生這條路有平坦大道有崎嶇小徑，有紅綠燈有指示牌，一路不知何時前進，何時轉彎，但目標就是只有前行，沒有迴轉道，更正確地說，就是不停地做正確的選擇。

母親70歲發現乳癌，從檢查、手術切除、復健到回診，一路由我陪伴。2公分的腫塊，淋巴沒有感染，屬1期。住院期間已做好肩關節爬牆復健，沒有吃止痛藥且疤痕平整。母親的堅強讓我上了一堂乳癌的衛教課！但有一次看母親穿旗袍，在內衣裡面塞絲襪，讓我印象深刻，原來愛美是人的天性，不分年齡。

◇ **罹癌年齡**：56歲

◇ **癌種期別**：侵襲性乳管癌1期

◇ **切除手術**：右乳局切

◇ **乳房重建**：立即性自體組織移植（深下腹動脈穿通枝皮瓣重建）

◇ **其他治療**：抗荷爾蒙治療（泰莫西芬）

〔乳癌復發〕

◇ **罹癌年齡**：73歲

◇ **癌種期別**：乳腺癌0期

◇ **切除手術**：左乳乳頭保留式切除

◇ **乳房重建**：立即性義乳重建

◇ **其他治療**：無輔助治療

民國92年我在一次例行體檢中，發現右側乳房有顆1公分的腫塊，立刻找到當年母親的主治陳訓徹醫師，再次做了超音波檢測。在等待宣判的過程中，我的心情七上八下。名醫就是病人多，已經是晚上7點，候診室已漸空蕩，而我無意間在昏暗的走道上看到「乳房重建」的衛教海報。以往只知道隆乳，此時眼前的圖文讓我靈光乍現，心情起了變化。進入診間，醫師問：「一個人來嗎？要有心理準備，是1.1公分的腫瘤。」我立即回答：「有心理準備，我要重建！」醫師再度看了病歷，56歲老太太的另類反應，他非常尊重，立即安排掛了次日整形外科鄭明輝醫師門診。

年輕瀟灑的鄭醫師打開筆電，很有耐心地介紹各種重建方式。當我看到可以用自己的腹部脂肪移植到胸部時，眼睛一亮，真是太神奇了！拆東牆補西牆，同時解除了贅肉的問題。而且鄭醫師從美國學成歸國後，在林口長庚醫院已有100例的乳房重建成功經驗，因此當下決定用「深下腹動脈穿通枝皮瓣」的方式。此方法是將腹部皮瓣包括皮膚、脂肪連同供應營養的動

患者的母親

◇ **罹癌年齡**：70歲

◇ **癌種期別**：1期

◇ **切除手術**：左乳全切

◇ **乳房重建**：未做重建

◇ **其他治療**：抗荷爾蒙治療（泰莫西芬），服用不到半年自行停藥，當時藥物需要自費

成功抗癌20年，高齡90歲離世與乳癌無關，期間未復發及轉移

靜脈轉移至胸部後，將其血管以顯微手術與胸部血管連結。然而高難度的顯微接血管手術，確實讓家人不放心，但最後關頭家人仍尊重我的選擇。

術前的心情轉折，表面上我看似理性，但這可是精密的大手術，經過近10小時的麻醉，先由外科醫師切除病灶並清除可疑的淋巴結後，再由整形外科醫師接手後續重建手術，家人在外面的緊張焦慮可想而知。當我被推出來時，只感覺有人緊握著我的手，然後就直送入加護病房，由專業醫護人員觀察照顧。在寧靜黑暗半夢半醒中，我好像聽到自己的血滴落的答答聲，我是被醫師放棄沒救了嗎？內心的恐懼不安才正顯現，我哭喊著猛按求救鈴，請求護士通知家人快快來，我還有好多事情沒交代，先生忙碌了一生，還有3個月就退休，我們約好要去旅遊的。我拚命地深呼吸，我要活下去！不停地狂按鈴，用最大的力氣深呼吸，直到無能為力……睡了！

民國92年，台灣還沒有實行前哨淋巴的檢查，為了安全，在沒有任何淋巴感染下被拿掉29顆腋下淋巴結，而且是右邊慣用的手臂。為防止淋巴回流不順，回家後我立即把廚房用具全換成輕巧的，同時提醒左手該多出點力了。半年後，鄭醫師及另一位急診室醫師，帶著血氧器，領著我們登上玉山。半夜2點，帶著頭燈，摸黑，幾乎是爬著去看了日出。太好了，顯然我恢復得還不錯！

第2年我加入「台灣乳房重建協會」當志工，我們最常唸著的就是「早期發現、勇敢面對、積極治療」。乳癌在所有癌症中，是可治癒及存活率較高的。尤其現在飲食西化及工作壓力大，乳癌明顯有年輕化趨勢，宣導婦女如何自我檢查，提醒自己停看聽，當然定期健檢也是必須的。

從民國97年開始，台灣乳房重建協會得到國際雅芳台灣分公司的贊助，每年10月由雅芳公司設計商品義賣，扣除成本所得全數捐給協會，並且成立重建補助款專案，成員有律師、會計師及協會代表，多年來全國各教學醫院因乳癌做重建的姐妹，經申請、審核後約400位接受了重建款補助，目的是宣導鼓勵婦女朋友一旦確診別怕，有一群熱心姐妹願意支持陪伴妳。協會並發行一本半年期會刊，由我本人主編，內容有專業放大鏡——專業醫學新知、營養篇、會員心情分享、捐款芳名錄以及用照片記錄協會活動等等。希望如同由我設計的會刊封面，因病而修正座標，讓生活好還可以更好！

民國109年無意中自己摸到另側乳房有個綠豆大小的不明物，經超音波檢查並穿刺、切片，認為是癌前病變，但經化驗後確定是乳腺癌0期，依常規須再做較大範圍的切除。據了解，如果選擇部分切除後為安全起見，要做數次放射治療及預防性化療。跟醫師再三討論後，決定做乳頭保留的切除手術，並同時做義乳重建。由當年相同的醫療團隊切除後，再由鄭醫師做整外重建手術。

感謝在我生命中曾經遇到無數貴人，在轉折點關鍵時刻指點迷津及方向，讓我能有最好的選擇，安然度過，感恩的心希望有機會也能成為別人的貴人。20年不算短的歲月，鄭明輝醫師從當年做滿100例重建，並成立了台灣乳房重建協會，如今破1000例的鄭教授，已是世界700強的外科名醫，我等何其有幸！鄭教授有一組堅強的研究工作團隊，有幸在鄭教授的領導之下，在治療淋巴水腫上更有突破性的技術創新。病友之福，特向大師致敬！

後記

團結在一起時，抗癌力量最大

2002年我們共同成立了「台灣乳房重建協會」，與很多乳癌病友一起攜手展開了美好的新生活，從腫瘤科診療間到乳房重建手術台，一路陪著病友從愁容滿面終於走到展露笑顏，重新回歸往日生活軌道，不再下意識地閃躲他人的眼光，這一切得之不易。重建乳房，治癒淋巴水腫，也重建了病友的心靈、重建了她們後半場的人生，意義重大。24年來透過顯微手術臨床驗證與不斷創新研發，我深信先進的醫學與整形重建技術，已經讓乳癌變成一個可以控制、可以完整治癒的疾病。

在乳癌治療的每一段艱辛旅程中，充滿著與病魔擦身而過的凶險，也充滿許多溫馨感人的故事。20多年前，我的一位病患羅女士，切除乳癌腫瘤後變得不敢出門，也不去上班了，幾乎得了憂鬱症，後來她看到報紙的報導，得知台灣也有乳房重建的醫療技術，堅持要來找我做手術，當時她65歲，已過了21年沒有乳房的日子。現在她86歲了，是和我在2002年一起創立「台灣乳房重建協會」的好夥伴，從籌劃到成立這個協會，為的是一份疼惜乳癌婦女的初心，由專業醫師團隊與乳癌過來人組織一個病友支持團體，不只給予乳癌病友關懷與醫療諮詢服務，也四處奔走，接洽政府單位、議員、立委、民間企業，為經濟困窘的病患募集乳房重建的補助款，以多元化的資源及具體行動，幫助更多擔憂徬徨的罹癌者。創會20多年來，我們始終致力推動將乳房重建手術、淋巴水腫治療納入健保補助的願景，至今仍持續努力。同時在臨床上，我以多項創新研發的乳房重建與淋巴水腫治療技術，為廣大的乳癌患者，帶來根治性的治療方法與完整康復的機會，為全球乳癌醫療突破長年受限的瓶頸。這一切的努力，就是希望所有罹患乳癌的婦女不要擔心，在醫療專業與治療經費上都能有所依靠，能更積極勇敢地接受乳癌手術與乳房重建，撐過癌症治療辛苦的過程，成功戰勝乳癌，從此不只能活得好，還能活得美！

為了鼓舞更多的乳癌患者積極接受治療，很多勇敢的抗癌鬥士，我的病人們，聽聞我要出版乳房重建與淋巴水腫後遺症治療的專書，熱心表示願意分享她們的血淚經驗，記錄下自己罹癌的心路歷程，讓更多人能透過本書，真切地了解台灣與國際間最新的乳癌治療技術與成果。本書病例包括我與病人的診察經驗、患者罹患乳癌的類別與期數、治療方式、經歷的挫折與最終獲得滿意的康復結果。許多病友成功抗癌，至今高齡86歲依然健康活躍，在此獻上我由衷的祝福與敬意。也希望當今所有罹患乳癌的病友，都能勇敢邁出最重要的一步，積極治療，及早接受乳房重建，耐心治癒淋巴水腫後遺症，煥然重生，活出美麗自信的全新自我，活出人生的全新篇章。

附錄

政府和民間的乳癌治療補助和資源

確診乳癌後，不要害怕，有許多專業醫師和護理人員、熱心的乳癌過來人義工姐妹們，以及善心企業團體一起支持和陪伴你！當治療經費有困難，或心靈不安需要有人依靠時，可洽詢以下政府和民間單位尋求幫助。

以下為政府與民間機構提供乳癌治療經費補助、相關療護資源的參考訊息，部分機構也提供乳癌醫療諮詢、衛教講座、心靈扶助、醫護用具贈予或租賃（如義乳胸衣、假髮）等多元服務，贊助活動可能因各單位年度計畫而異動調整，詳情可上官網或電話洽詢服務窗口，確認補助項目、申請資格、開放時間、補助額度、請領方式等細節，為自己尋找更多治療乳癌的有力資源。

政府補助經費

衛生福利部中央健康保險署

•重大傷病補助（乳癌）

具有健保身分的中華民國國民，經醫療院所確診罹患乳癌，可攜帶醫院開立之證明文件或由醫療院所代為申辦「重大傷病」資格：乳癌1～4期符合重大傷病，0期原位癌不符合。病種項目為「乳癌」（有健保卡者資格會註記於健保卡內），申請成功後，因乳癌治療所衍生的費用，只要是政府有補助的項目，醫療費用中的「部分負擔」皆為0元，由政府支付，「掛號費」則由患者自行負擔。

目前健保有補助的乳癌治療相關項目如：乳癌藥物類（分為完全給付、部分給付，可與主治醫師討論用藥）、乳房切除手術（單側、雙側、腋下淋巴清除手術及住院）、淋巴水腫照護（徒手淋巴引流）。目前尚未有乳房重建相關之補助項目。

https://www.nhi.gov.tw

勞動部勞工保險局

•普通傷病補助

這項補助適用於上班族，勞保被保險人若遭遇普通傷害或疾病住院診療，不能工作以致未能取得原有薪資，且正在治療中，有機會可請領「普通傷病補助費」，但門診或在家療養期間不在給付範圍。相關規定如下：普通傷害補助費及普通疾病補助費，均按被保險人遭受傷害或罹患疾病住院診療之當月起前6個月平均月投保薪資之半數，自住院不能工作之第4日起發給，每半個月給付1次，以6個月為限。但傷病事故前參加保險之年資已滿1年者，增加給付6個月，前後合計共為1年。

https://www.bli.gov.tw/0004849.html

• 失能險

乳癌申請「失能險」比較不容易，除非經過治療符合一定的時間之後，診斷為永久失能才能開立證明並申請失能險。目前「胸腹部臟器失能」這個項目中未列出乳房此部位，因而乳癌相關治療並無補助。淋巴水腫後遺症於「上下肢缺損失能」項目中規定必須治療1年以上，且必須嚴重到住院切除患部，才能符合補助。

衛生福利部社會救助及社工司

• 急難紓困（原「馬上關懷」專案）

此專案扶助對象為家庭負擔主要生計者，如果罹患重大傷病、失業、死亡、失蹤或因其他原因無法工作，如乳癌患者為家庭經濟主要負責人，因治療無法工作導致影響生計，經醫師開立證明要加註「無法工作」，可申請「速訪、速核、速發」的急難紓困救助金，通報後24小時內會有訪視小組進行實地訪視，送核定機關當日核定後24小時內發放關懷救助金1～3萬元，如果經認定屬於急迫個案，訪視時將立即先發給新台幣５０００元的救助金。可直撥電話「１９５７」福利諮詢免付費專線洽詢補助詳情。

https://www.mohw.gov.tw/cp-190-226-1.html

私人醫療保險

如果有購買私人保單，多數人會在投保壽險之外附加一般醫療保險，另外也有專門的癌症醫療保險，通常門診、手術、住院皆為常見的理賠項目，但每張保單理賠方式與保單價值不同，必須依據個人投保的額度與載明之醫療理賠標準來爭取理賠。各家保險公司都有制定規則，可直接電話洽詢該保險公司服務窗口尋求解說與試算協助，即可了解自己的醫療保障與可能獲得的理賠金額。

• 一般醫療保險

一般終生型或定期醫療保險，可能的理賠項目常見為門診與醫藥費用、手術開刀費用、住院費用，理賠金通常以「定額理賠」（限定理賠一筆總額）或「實支實付」（依實際治療所發生的費用來理賠）等方式來領取。理賠金通常是等治療告一段落後，請醫院的醫師開立證明，並檢附醫療單據才能向保險公司申請。

•癌症醫療保險

購買專門針對癌症的醫療保險，通常在確診罹患乳癌，會依乳癌分期0～4期不同程度有不同的理賠標準，並依個人投保額度與項目，理賠金通常分為「一筆理賠」（確診罹癌就給付一筆定額理賠金）或「分次理賠」（依確診、治療階段、生存年金等）分階段方式理賠給付。

乳癌協會&慈善企業

台灣多所乳癌醫療單位、醫護團體、研究中心與企業界合作，善心募集捐贈的善款，設立乳癌治療經費與物資的補助管道，提供需要幫助的乳癌患者能無後顧之憂，更順利地完成乳癌必要的治療，例如提供免費乳癌超音波篩檢、乳房切除手術費、義乳胸衣、營養補助品等，有些單位也提供有關乳癌治療與居家護理的諮詢服務，以及飲食營養指引、復健資訊、病友交流、心靈座談或心理諮商等服務。申請慈善單位的補助金或物資，各家審核條件不同，以下為申請者通常必須提供的幾項文件：

1. 補助申請表格
2. 申請者身分證正反面影本
3. 進行治療或手術的醫院開立之診斷證明書（正本）
4. 低收入戶或中低收入戶者，需檢附直轄市、縣（市）政府核發的低收入戶或中低收入戶證明文件

以下專業乳癌研究中心、協會團體與慈善單位資訊供參考，可上網或電話洽詢了解詳細的補助內容與申請方式：

• 台灣乳房重建協會

http://www.nicebreast.com.tw

● **補助項目：**乳癌切除手術、先天性乳房發育不全、乳房重建（自體組織、義乳移植）等治療費用補助，乳房重建與淋巴水腫後遺症醫療資訊等服務

- **台灣癌症臨床研究發展基金會**
  - **補助項目：**乳癌治療費用（單筆給付）、義乳胸衣購買補助、醫療衛教資訊等服務
  - http://www.tccf.org.tw
- **財團法人乳癌防治基金會**
  - **補助項目：**偏鄉免費乳房X光攝影篩檢、醫療諮詢、健康講座、病友座談會等服務
  - https://www.breastcf.org.tw
- **社團法人中華民國乳癌病友協會**
  - **補助項目：**假髮租借（輕鬆度過化療落髮期）、醫療訊息、心靈諮詢等服務
  - http://www.tbca-npo.org.tw
- **財團法人癌症希望基金會**
  - **補助項目：**假髮租借、頭巾（毛帽）贈送、義乳胸衣購買補助、罹癌營養品補助、急難救助金補助、就醫交通補助等服務
  - https://www.ecancer.org.tw

致謝

周旭桓
林口長庚紀念醫院一般外科及乳房外科主治醫師

黃彥綾
台北長庚紀念醫院影像診療科助理教授

黃意婷
林口長庚紀念醫院放射腫瘤科主治醫師

蔡佳璋
蔡佳璋婦產科診所院長
林口長庚紀念醫院婦產科兼任主治醫師

參考資料

第2章　得了乳癌，該怎麼辦？

註1 ▷ FDA：https://www.fda.gov/medical-devices/safety-communications/update-caution-robotically-assisted-surgical-devices-mastectomy-fda-safety-communication

第3章 得了乳癌不會變成「少奶奶」

註1 ▷ Bargon CA, et al. *Cancer*, 2022; 128(19): 3449-3469

註2 ▷ Langstein HN, Cheng MH, et al. *Plast Reconstr Surg*. 2003; 111(2): 712-720

註3 ▷ Francis. EC, et al. *J. Surg Oncol*. 2022; 125(8): 1202-1210

註4 ▷ Wang HY, et al. *Ann Plast Surg*. 2008; 60(4): 362-366

2008年於國際發表為One-Stage Implant Breast Reconstruction，受到全球醫界矚目且競相仿效學習，如美國目前臨床使用稱為Direct-to-Implant Breast Reconstruction。

註5 ▷ Engel H, et al. *Ann Plast Surg*. 2013; 70(2) :135-143

註6 ▷ Ulusal BG, et al. *Plast Reconstr Surg*. 2006; 118(6): 1293-1302

Ho OA, et al. *Plast Reconstr Surg Glob Open*. 2017; 5(5) : e1298

第4章 揮別壓力衣，戰勝後遺症

註1 ▷ 此創新手術的3篇研究論文，已於2009年4月、2012年7月及2013年6月刊登於國際醫學期刊*Plastic Reconstructive Surgery*及*Gynecologic Oncology*，並發表於英文教科書*Principle and Practice of Lymphedema Surgery*。

第5章 乳癌治療後，重新找回生活品質

註1 ▷ 資料來源：Langstein HN, et al. Breast cancer recurrence after immediate reconstruction: patterns and significance. *Plast Reconstr Surg*. 2003; 111(2): 712-20

【超值收錄】

凱西·貝茲英文版推薦序（節錄）

“Win Against Breast Cancer” (in Chinese) covers the state of the art breast cancer treatments, myths, breast reconstruction, and treatment of lymphedema. As one whose lymphedema began after a bilateral mastectomy, I look forward to reading Dr. Cheng's book when it is published in my native tongue. Even in English, I won't be able to decipher the medical treasures Dr. Cheng shares with the world, but in its pages I know I will find the same kind and humble gentleman I am proud to call my friend, Ming-Huei.

Kathy Bates
National Spokesperson
Lymphatic Education & Research Network
Los Angeles, CA

完整版
推薦序

名醫圖解 0030

乳癌奇蹟治癒
乳房再造權威鄭明輝乳癌完全康復指引

作　　者　鄭明輝
封面攝影　謝文創攝影工作室
封面設計　mollychang.cagw
內頁插畫　小瓶仔、郭映君
內頁設計　比比司設計工作室
採訪撰稿　唐芩
內容協力　林怡伶、林佳佑
主　　編　錢滿姿
行銷主任　許文薰
總 編 輯　林淑雯

出 版 者　方舟文化／遠足文化事業股份有限公司
發　　行　遠足文化事業股份有限公司（讀書共和國出版集團）
231 新北市新店區民權路 108-2 號 9 樓
電話：（02）2218-1417　傳真：（02）8667-1851
劃撥帳號：19504465　戶名：遠足文化事業股份有限公司
客服專線：0800-221-029　E-MAIL：service@bookrep.com.tw
網　　站　www.bookrep.com.tw
印　　製　通南彩印股份有限公司　電話：（02）2221-3532
法律顧問　華洋法律事務所　蘇文生律師
定　　價　520 元
初版一刷　2023 年 7 月

方舟文化官方網站　方舟文化讀者回函

國家圖書館出版品預行編目（CIP）資料

乳癌奇蹟治癒：乳房再造權威鄭明輝乳癌完全康復指引／鄭明輝著 . -- 初版 . -- 新北市：方舟文化，遠足文化事業股份有限公司，2023.07
面；　公分 . --（名醫圖解：30）
ISBN 978-626-7291-35-1（平裝）

1.CST：乳癌　2.CST：自我照護
416.2352　112007366